山鳥 重

Yamadori Atsushi

知・情・意の神経心理学

青灯社

知・情・意の神経心理学

装幀　菊地信義

目次

はじめに

こころは不思議な現象である。

遠い遠い紀元前の昔、般若心経に登場するカンジザイボサツはこころは在るといえば在るが、無いといえば無いとのたまった。そのほぼ二〇〇〇年後、かのデカルトはこころは実体であり、絶対確実に存在すると主張した。

果たしてこころは在るのか、無いのか？

どちらがいったい正しいのか？

この問題はデカルト後、四〇〇年たった現代でも、実は解けていないのである。ジブラルタル海峡の向こう側は世界の果てだったプラトンの昔も、宇宙ステーションと地球とを人々が往復する今も、こころのとらえどころのなさは変わらない。

こころは脳が生み出す現象だが、その現象を捕まえる方法がない。脳が働けば、電気が発生する。これを捕えることはできるが、捕えたものはやっぱり電気である。脳が働けばドーパミンやセロトニンなどという神経伝達物質が分泌されたり、吸収されたりする。これも捕えられるが、捕まえたものはやっぱり物質である。脳が働くと、遺伝子も動くらしい。この動きも捕えられるようになってきたが、捕えたものはやはり遺伝子の動きである。脳が働くと酸素やブドウ糖が消費される。この変化も捕えることができる。しかし、捕えたものは酸素キャリアーであるヘモグロビンの変化であり、ブドウ糖消費量の変化に過ぎない。計測が細かくなり、観察の精度は上がってきたが、こころが見えてきたわけではない。物質が引き起こす物理化学的変化は計測することができるが、非物質であるこころは計測の仕様がない。ここがなんとも厄介である。

さらに厄介なことに、脳が立ち上げるこころという世界は、その脳を持っている当事者にしか経験できない。自分のこころの働きを自分で経験できるというのは、とんでもなく素晴らしいことで、生物進化がもたらしてくれた大いなる恩恵なのだが、この恩恵に浴することができるのは本人だけである。じゃあ、われわれは自分のこころのことなら、全部わかるかというと、そうはゆかない。こころは広くかつ深くて、自分のこころがどう働いているのかなど、実は知りようがない。勝手に動いている部分がいっぱいある。

この摩訶不思議なこころという現象を生み出す仕組みにどうしたら接近できるのだろう?

たぶん、たぶんだが、普通の人の普通のこころを対象にした研究からだけでは接近できないのではないかと筆者は疑っている。実はわれわれが意識し、経験し、自覚できるこころの諸現象はすべて、でき上がった現象、いわば「完成品」、あるいは「最終産物」なのであって、それ以外の現象、つまり「未完成品」は経験できないようになっている。完成品相手だけでは、その製造工程は分かりようがない。

ところが脳に損傷が生じると、このこころの製造過程に異変が生じる。未完成な現象がそのまま出現するようになる。心理現象の立ち上がり過程がのぞけるのである。ただし、のぞけるものは断片にすぎない。だが、この断片を集積すると、こころについて何かがわかるかも知れない。脳損傷が垣間見せるこころの異常（われわれは症状と呼ぶ）を、立ち上がり過程の異常という立場から解釈してゆけば、こころの仕組みという難問にも少しは解決の糸口がみつかるのではないかというのが、筆者のささやかな学問的方法論である。

こころ理解のキー概念はたぶん「進化」、あるいは「生成」、あるいは「立ち上がり」である。四億年前、われわれ人類の祖先は水中から陸上へ這い上がることに成功した。その後の長い陸上生活への適応の過程で、動物の中枢神経系はゆっくりと複雑化していった。古い神経系の上に新しいものが付け加わり、この新しいものが古いものの働きを管理下に収めていった。古いものは捨てられるのではなく、むしろ新しいものの中核となった。古い働きをうまく応用して、新しい働きが立ち上げられていったのである。こころも同じで、初期の中枢神経系が未分化なこころを立ち上げ、ついで、より複雑化した神経系が、未分化なこころを少しずつ分化していった。さらに神経系が複雑化すると、はじめは受動的にのみ経験されていたさまざまな要素的心理現象が秩序化されるようになった。すなわち、まず未分化な経験である感情が立ち上がり、ついで分化した経験である心像が出現し、最終的にこれらの感情や心像を制御する意志と呼ばれる経験が出現した。つまり、こころは情↓知↓意という流れで進化してきたのではないか、というのが筆者の仮説である。

こころはこうして生成するのだが、生成したとしても、生成したものはモノではないので、どこかに保存しておくわけにはゆかない。いったん立ち上げられても、たちまち消滅してしまう。こころは生成と消滅を繰り返しているのである。

この、捕えどころの無いこころなるものを言葉で捕えようと試みたのが本書である。

本書は五章で構成した。

第一章では、こころの理解への窓口として、こころを知・情・意に分割する考え方を紹介し、その歴史を概観した。

第二章では、こころの基盤をなす感情の本性を考えた。知・情・意の情である。

第三章では、感情を土台に立ち上がる心像経験の特徴について述べた。知・情・意の知である。われわれのこころの内容はほとんど心像で占められている。こころにはさまざまな心像が立ち上がるが、特に言語心像の特異な役割について詳述した。また心像には、自覚できないタイプが大量に存在することにも触れた。
第四章では、意志を取り上げた。知・情・意の意である。意志は情と知、とりわけ知を自覚的に制御する働きであることを述べ、意志生成に働く身体内部環境、身体外部環境、さらには言語的要因の重要性について述べた。
最終の第五章では、こころをまとめ、制御する仕組みである、意識、注意、意志の働きについて考えた。

本書全体を通して、こころというつかみどころのない現象が、長い進化の歴史を瞬時になぞる独特な現象であることを述べた。もとより浅学菲才、原稿を読み直してみても、意図した試みに、成功したのか、失敗したのか、よくわからない。しかし、こころという現象の面白さの一端だけは、お示しできたのではないかと思っている。

最後に本書執筆をそそのかしてくださった辻一三氏に心からお礼を申し上げる。こうした契機がなければ、本書完成への筆者の意志は決して立ち上がらなかったであろう。

第一章　なぜ「知・情・意」か

子規と漱石の「知・情・意」

こころを「知」と「情」と「意」の三作用の集合とまとめる考え方がある。わたしはこの「知情意」という簡潔無比な括り方が好きで、なんともうまいものだと常日頃感心している。実際、心理現象の理解はこれにつきる。

国語辞書にも載っている、この簡潔な日本語を最初に使ったのはいったい誰なのだろう。そのことを以前からずっと気にしていたが、生来のなまくらで、調べもせずに今に至っている。ただ、目に留まったものは一応書き留めてきた。

たとえば、正岡子規の『筆まかせ抄』（岩波文庫、一九八五）の明治二三年の項にこんなくだりがある。

「常盤会寄宿舎にて茶話会なるものありて、毎月一回これを舎内の食堂に開き、監督も来臨あり、その主意は演説の稽古にあるを以て、舎生は順次に演説せざるべからざることとなりおれり。(中略)」

その演説という当時流行のパフォーマンスを子規がやる。彼の暮らしていた伊予藩出身者のための寄宿舎には演壇のある部屋があったらしい。彼は立って壇に上がる。

「私は今日演説をするはずではなかったのですが、出席者少なき故に演説してくれと幹事よりの御頼みだから、しかたなくここへ上りましたが、何も考へておきませんでしたから、でたらめをしゃべるよりもと思ひ、学校で習った心理学の請売《うけうり》を致すつもりです(中略)」。

子規は当時学校(在籍していた東京帝国大学文科大学)で学んでいた心理学の内容を舎生たちに話し始める。

「情智意の区別より感情の中の情緒につきて極めて大体の話しをなし、初めに感情の表出Expression of Feelingを説き、次に感情の発達を説き、次に外部への適応を説きし末に、『人を育てて行くのに厳にするといふは、やはり外部の適応を望むものであって、苦痛を感ずること少からしむるためです。昔しスパルタで兵を養ふに難行せしめたるもこのわけでありましょう』と結び、再び情緒の三区別(主我、主他、及びセンチメント)に移り、主他主義より同感(シンパシー)に論及せり……」

この後、もう少し心理学の話が続く。感情の外部への適応というのはどういうことかよく分からないが、そこは丸呑みにするとして、ここで出てくる情智意という表現が興味深い。こころは情智意に区別できるというのである。残念ながら、『筆まかせ抄』は日記風の記録で、さわりしか書きとめられていない。ここでは彼は情智意のうち、情にしか触れていないが、当時の文科大学の心理学では情智意の三作用という大きな視点から講義が進められていたらしいことが窺える。

この情智意の表現がいつからか知情意に変わっていったのであろうか。しかも感情は英語〈feeling〉の訳語として使われていることにも注目したい。

この一六年後（明治三九年）に、子規の親友だった夏目漱石が名作『草枕』を発表している。なんとその冒頭は知・情・意をテーマにしている。

「山路を登りながら、こう考えた。智に働けば角が立つ。情に棹させば流される。意地を通せば窮屈だ。とかくに人の世は住みにくい。」

この詩的な短文の中に、人間の営みには智・情・意の三方向があり、どの方向へ突出しても人との付き合いはうまく行かないことがさらりと述べられている。こうした厄介なこころの動きに距離を置こう、つまり「非人情」で行こうと主人公の画工は草を枕の旅に出るのである。

翌明治四〇年、漱石は「文芸の哲学的基礎」という論考を朝日新聞に連載した（『漱石全集第16

巻』岩波書店、一九九五)。これは東京美術学校文学会での講演を文章にしたもので、緻密に構成されており、漱石のなみなみならぬ心理学への関心を示している。

まず自己と客体との関係から説き起こし、意識を論じ、時間、空間を論じ、さらに数および因果関係を論じている。そして意識が分化するにつれ、自己が身体と精神に分化し、精神がさらにいくつかの働きに分化してゆくと説く。そして、

「吾人は今申す通り我に対する物を空間に放射して、分化作用で之を精細に区別して行きます。同時に我に対しても亦同様の分化作用を発展させて、身体と精神を区別する。其精神作用を知、情、意、の三に区別します。それからこの知を割り、情を割り、その作用によって又色々に識別して行きます。(中略)こころの作用はどんなに立ち入って細かい点に至っても、之を全体として見ると矢張り知情意の三つを含んで居る場合が多い」と述べている。

ついでこの原理を基に文芸論、芸術論が展開される。

彼によれば、物の関係を明らかにするのが知の働きで真を追求し、情の働きは美を追求し、意志の働きが荘厳を追及するという。

ベイン――子規と漱石の考えの源流

子規と漱石の心理学的教養の背景は何なのだろう。

残念ながら漱石の講演には引用がないので、誰の考えを下敷きにしたのかまったく分からない。子規のほうには少し参考になるところがあって、同じ『筆まかせ抄』の明治二三年のところに、「スペンサー氏文体論」というのがあり、このごろ心理学の講義を聴いているが、スペンサー氏のいう心力省減という考えがよく分らぬ、などとある。スペンサー氏の心理学云々という文も見える。スペンサー氏はおそらくHerbert Spencerであろう。一九世紀後半を代表するイギリスの心理学者で、わたしにもおなじみの名前である。わたしは神経学や神経心理学を専攻しているが、神経心理学の分野でもっとも影響を受けた思想のひとつはジャクソンというイギリスの神経学者のものである。ジャクソンの著作にはしょっちゅうスペンサーが引用されている。彼がもっとも影響を受けた人がスペンサーらしい。しかし彼の心理学原理（*The Principles of Psychology*）には、残念ながら、知・情・意というこころの整理方法は出ていない（Spencer, 1885）。

漱石は大学で英文学を学び、明治三三年から三五年までロンドンに留学している。彼の心理学はイギリス学派の影響を受けている可能性が高い。

スペンサーと同時代に活躍したイギリスの心理学者にアレクサンダー・ベインがいる。知・情・意のことで、以前「神経心理学の挑戦」（山鳥重、河村満、二〇〇〇）と題して、対談をしたわたしの友人河村満氏（現昭和大学医学部教授）が、対談の後、ベインの『感覚と知能（*The*

Senses and the Intellect)』という稀覯本をくださった（Bain, 1868）。氏は知情意論はこの本が始まりじゃないか、という。

いただいた本は一八六八年の出版、わが国ではなんと明治維新の年で、第三版とある。何人かの手を経たとみえ、黒田、柏などの蔵書印がある。触るとぼろぼろになりそうな本だが、意外にタフで、繰り返し読んでいるが、まだ壊れない。印字も鮮明である。

無学のせいでベインという名はその時初めて知った。目につきだすと結構出てくる名前で、連合心理学の基礎を築いた大学者らしい。ヤングの名著『一九世紀におけるこころ、脳、そして適応（*Mind, Brain, and Adaptation in the Nineteenth Century*）』では、まるまる一章が彼にあてられている（Young, 1990）。

ベインは『感覚と知能』の序論「こころの定義と分割」で、客体世界（外部世界）は拡がりが特徴であるのに対し、これと対立するこころは拡がりを持たないのを特徴とするとし、全意識経験から客体世界を引いたものがこころであると定義する。そして、こころを三つの相に分ける。第一は感情で、快感や痛みはその例である。情動、情熱、愛情、心情などは感情につけられた名前である。第二は意志で、感情に指図されるわれわれの活動のすべてを含む。第三は思考、知性、あるいは認知である。

確かに、ここでは知・情・意の三分割論が明快に展開されている。

漱石がベインを読んでいたかどうか分ったら面白いなと思って、蔵書リストを調べてみたが(「漱石山房蔵書目録」、『漱石全集第27巻』岩波書店、一九九七)、残念ながらベインは無かった。しかし、スペンサーはあった。J. S. Mill と H. Spencer 著、*Selection from J. S. Mill's Political Economy and H. Spencer's Study of Sociology* なる書物で、なんと発行所は東京で、Z. P. Maruya & Co. となっている。発行年は明治二九年。この時代、日本で発行して商売になるほど英語の書物は売れたのだろうか。それも娯楽本ではない。経済学、社会学の専門書である。明治の不思議さを思う。

残念ながら漱石とベインは結びつかないのかしらんと思いつつ、全集のページを繰っていたら、漱石がベインという学者を確かに知っていたと思える文章が見つかった。「博士問題とマードック先生と余」という明治四四年発表のエッセイである。マードック先生というのは漱石が一高時代に教わった英語の先生で、漱石が文学博士の推薦を辞退したという有名な事件の時、その行動を讃えて手紙をくれたという人で、そのことを主題にしている。この中に次のようなところがある。

「ベインの論理学を読めと云って先生が貸して呉れた事もあった。余はそれを通読する積りで宅へ持って帰ったが、何分課業其他が忙しいので段々延び延びになって、何時迄立っても目的を果し得なかった。程経て先生が、久しい前君に貸したベインの本は僕の先生の著作だから保存して置きたいから、もし読んで仕舞ったなら返して呉れと云はれた。その本は大分丹念に使用したものと見えて裏表とも表紙が千切れていた。それを借りたときにも返した時にも、先生は哲学の方の素養もあるのかと考へて、子供心に羨ましかった。」(『漱石全集第16巻』岩波書店、一九九五)

同全集の巻末解説によると、ベインは紛れも無くAlexander Bainで、論理学とは一八七〇年刊の*Logic*である。残念ながら『感覚と知能』ではない。解説はさらに、ベインの心理学は明治二〇年代の日本の知識人に大きな影響を与えたと述べている。漱石はこの書物を読まなかったと言っているが、ベインの思想が子規や漱石の考えの源流であった可能性は高いようである。

ベインの『感覚と知能』の巻末補遺によれば、知・情・意の三分割は一八世紀ドイツの心理学者たちに始まるらしい。その影響はたとえば、カントの哲学にもみられるという。すなわち、彼の「純粋理性批判」は知あるいは認知の能力を問題にし、「実践理性批判」は意志あるいは行動の問題を扱っており、「判断力批判」は痛みと喜びの感情を扱っているという。

そこで本物のカントをおそるおそる開いて見ると、確かに心的能力の全体を三分割して認識能力と、快・不快の感情と、欲求能力に分かつとある。なるほど、知・情・意である(カント著、篠田英雄訳『判断力批判(上)』岩波書店、一九六四)。

また、こころにはこの心的能力の上に、さらに上級の能力が備わっている。すなわち、認識の上位に悟性、感情の上位に判断力、および欲求の上位に理性の三つである。悟性とは、要するに理解力である。自然があるがままの現象としてわれわれに現前するのはこの悟性の力による。判断力はそのままでよくわかる。最後に、この自然の基盤を規定するのが理性である。理性は神・宇宙・魂につながる力でプラトンのいうイデー（観念）によって制御される能力だそうである。

こころの研究の地図

どうも、知・情・意の思想には長い歴史があり、内容も相当に奥が深いようだ。

わたしとしては、哲学には深入りのしようもないので、ぼろを出さないよう、この辺で筆を置くが、知・情・意というこころの分割法がこのごろまったく使われていないことが残念で仕方がない。この一見素朴で荒っぽい分割法はわれわれの常識にぴったり来るではないか。漱石も言っている通り、理性は発達するにつれ、どんどん分割を進めてゆくが、それが昂じると部分ばかりが前面に出て、何がなんだか訳が分らなくなる。自分の専門を聞かれて、心理学だとか、生理学だとか言う時代は遥か昔の時代になり、今では私は抑制を専門にしていますとか、記憶を専門にしています、あるいは遂行機能をやっています、などと言って通用する時代である。われわれは知の迷路に大きく迷い込んでしまった。

こうした専門性の迷路を脱するのはたぶん不可能であろうが、自分がこころの研究のどの地点に立っているのか、という地図はいつの時代であっても必要であろう。この地図がわたしにとってはいつ・情・意というおおまかな考え方である。大学の講義を組むときも、講演をするときも、いつもこの地図が方向を与えてくれている。この考えは決して一八世紀、一九世紀の遺物ではなく、二一世紀にも通用するしっかりした骨組みである。現代の神経科学が掘り出している諸事実もこの考えと少しも矛盾しない。

本書では知・情・意という大きな足場に立って、こころの神経心理的構造を考えてみたい。漱石の知情意論を越えられるかどうか、あるいはベインの知情意論を超えられるかどうか、はなはだ心もとないが、神経機能という肉付けをすることで、少しは新しさを出せるかもしれない。

ただ言葉は厄介である。われわれは同じ音をたてる言葉は同じ意味を持つと信じているが、これは誤解である。言葉は記号であって、記号の一方である音の系列は同じでも、音をくっつけた相手方たる心理的過程（心像と呼ぶことにする）は決して同じではない。人それぞれで心像が微妙あるいは相当に異なることがある。

心理学や脳科学が扱う対象はこころの働きである。こころは心理学や脳科学が誕生する以前から存在しているから、こころの動きを表す言葉はいくらでも出回っている。当然、普通の人が普通の意味で使っていた言葉が専門用語に持ち込まれることもある。持ち込んだ人は自分の杓子で、その言葉の意味を汲み取り、使いまわすから、一般の人の同じ言葉の理解とは、相当なずれが出てきてしまう。悪くすると、ずれだらけという状態になる。つまりさっぱり意味が通じないことになる。

というわけで、本書で用いる知・情・意という枠組みも、大きな意味では知は一般に使われている意味での「認知」、情は同じく「感情」、意は「意志」と考えていただいてよいが、細部ではその意味から相当ずれているところがある。そのたびに知で何を意味し、情で何を意味し、意で何を意味するかは、ちゃんと定義して使っていくつもりである。要するに知・情・意という大きなカテゴリーを使わせてはもらうものの、必ずしも先達の用いた意味に正確に対応させているわけではなく、わたしが勝手に使いまわしているカテゴリーであることをあらかじめお断りしておきたい。

ちょっと気が引けるが、大きく言ってしまうと、知情意論という古い皮袋に、新しい酒を詰めてみたいのである。

ところで、こころの三分割法は知・情・意に限らない。知情意は一八世紀くらいが始まりらしいが、うんと古いところで、ギリシャまで遡ってみると、そのころ既にこころは三つに分けられている。

たとえば、プラトンは魂（こころ）を理性、意気、それに欲望と三つに分けている。理性は死なないこころだが、意気や欲望は肉体とともに死んでしまうこころであるという。肉体との関係もちゃんと考えていて、理性は頭蓋骨の中にあり、意気と欲望はそれぞれ上部骨髄と下部骨髄にある。胸のあたりと腹のあたりである（P・M・シュル著、花田圭介訳『プラトン作品への案内』岩波書店、一九八五）。プラトンの弟子アリストテレスは人間は三つの基本的な営みの能力を持っているると考えていた。すなわち思い見ること、行うこと、そして作ることである（今道友信『アリストテレス』講談社、二〇〇四）。現代に入っても、精神分析学の創始者である、かのジグムント・フロイトはこころをエス、自我、超自我の三つに分けている。

結構みんな三分割が好きなのである。われわれのこころの働きの中には三分割を好むところがあるのだろう。そういえば、キリスト教は父と子と聖霊の三つを一体の神と考え、崇拝の対象としている。仏教でも釈迦如来を中央に左右に文殊菩薩と普賢菩薩を控えさせる。あるいは薬師如来を中央に月光菩薩と日光菩薩に脇を固めさせる。神道の結婚式では三々九度の、お神酒《みき》の献酬が行われる。杯は三つある。一つの杯を三回捧げる。これを三つの杯についてやる。これで新郎・新婦の新しい絆が固まる。なにごとも三つで考えないと落ち着かないのがわれわれのこころなのかもしれない。実はわたしのこれからの話も結構三分割が多い。

第二章
情の話

一　感情研究の歴史

感情の定義

情は感情である。英語圏の〈feeling〉にほぼ対応する。

感情は定義がむずかしい。定義など必要ない。感情は感情だ。感情の意味くらい誰でも知っていると言われそうだが、定義しないとその本態を理解したことにはならない。どんな意味で使っているのかがはっきりしないと、意味は果てしなく拡散する。科学でなく詩になってしまう。

岩波の『広辞苑』は「精神の働きを知・情・意に分けたときの情的過程全般を指す。情動・気分・情操などが含まれる。快い、美しい、感じが悪いなどというような、主体が状況や対象に対する態度、あるいは価値づけをする心的過程」と説明している。

『オックスフォード現代英英辞典』によると、感情は（一）こころや感官を通して感じる何か、（二）何かが本当である、あるいは何かが起こるという考えあるいは確信、（三）何かについての態度あるいは意見、（四）人の思考や観念でなく、情動、（五）誰かあるいは何かを繊細に理解し、あるいは何かを繊細に行う能力、（六）誰か、あるいは何かに対する同情、（七）身体を通して感じる力、などという説明が並んでいる。何かを「感じる」こと、あるいは何かを思考以外のかたちで理解すること、からだで「感じる」ことが意味の中核である。

『ペンギン心理学事典（*Perguin Dictionary of Psychology*, 1985)』によると、「感情はもっとも一般的な意味では、経験する、感覚する、意識することである」。もう少し正確には、「第一に暖かさや痛みの感じという感覚印象。第二に好調の感じ、落ち込みの感じ、欲望の感じ、などの情緒感。第三に、情動の一側面。第四に実際には証拠だてられない何かの存在についての漠然とした信念」などを意味するとしている。この定義だと感覚経験と情動経験が感情の中核を構成する。

「泣く」から「悲しい」

辞書の定義では簡単すぎるので、少し専門書をみてみよう。心理学者は感情をどう理解していたのだろうか。

くだんのベインは、感情〈feeling〉は感覚〈sensation〉と情動〈emotion〉を合わせたものであるとしている。感覚はたとえば、いい匂いをかいだときの喜びの感じのようにごく単純で、直接的な経験である。視覚、聴覚、触覚、嗅覚、味覚のいわゆる五感のほか、筋肉に発する痛み、筋肉の疲労の感覚、神経の疲労の感覚、血液循環の感覚、栄養の感覚、呼吸の感覚、暑さ、寒さの感覚、消化器の感覚、電磁気の感覚などが挙げられている。情動はもっと複雑な経験で、たとえば、見事な彫像を前にしたときの喜びであるという。こちらは教育や経験が必要な、派生的で、複合的な経験である（Bain, 1875）。ベインは感情の重要性を強調して、感情こそはこころの最大最強のしるしだと述べている（Bain, 1868）。

近代心理学の教祖的存在である米国のジェームスはどう考えていただろう。

彼は名著『心理学原理（*The Principles of Psychology*）』の情動〈emotion〉の章で、泣くから悲しいのか、悲しいから泣くのかという有名な問題を論じ、同時代のデンマークの生理学者ランゲの説を取り入れて、泣くから悲しいのだとした。つまり、ある事象が起こったとして、われわれ人間がその事象を知覚するプロセス自体は感情と関係なく、粛々と進行する。するとその知覚プロセスに反応してある身体変化が起きる。親しい人が死んだというのがある事象だとすると、われわれのからだがその知らせに反応する。表情が変化し、涙が出、泣き声を発する。この身体変化の主観的な経験がすなわち情動性感情であるという。刺激―反応系自体は価値中立だが、その価値中立的身体反応に感じる精神的部分が情動である。われわれは普通、悲しいから泣くと思っている。「悲しい」という感情体験が「泣く」という身体変化を「引き起こす」。悲しいという「原因」があって、「泣く」という「結果」があると考える。「悲しい」という主観的経験と、「泣く」という身体的変化を因果関係で結んでしまう。

ジェームスはそうではないという。ひとつの興奮性の事象が知覚されると、直接的に多様な身体的変化が引き起こされる。この身体変化を自分で感知することが情動であるという。彼によれば、「泣く」という身体現象が、主観的には「悲しみ」と感じられるのである。「泣く」という原因が「悲しみ」という結果を引き起こす。つまり、泣くから悲しいのである。怒りも恐怖も同じで、殴るから怒るのであり、震えるから怖いのである。怒ったから殴ったのでも、怖かったから震えるのでもない。

この説は後年、ジェームス・ランゲ説として有名になる。常識をひっくり返す、面白い考え方である。この考えから、情動が定義される。すなわち、情動〈emotion〉とは、ある対象が大量の反射性反応を引き起こし、その反応を主体が直接感じることである。当然、反応パターンは刺激により、受け手により、すべて微妙に異なるため、感じられる情動も多様である。固定した情動経験などはなにも無い。

こう定義した上でジェームスは情動を粗大情動と繊細情動に大別する。粗大情動とは殴る、震える、泣くなどの明らかな身体変化を伴う情動で、繊細情動とは道徳的、知的、あるいは美的な経験を伴う情動である（James, *Principles of Psychology Volume Two*, 1890)。

このように、ジェームスはベインの二大感情カテゴリー（感覚と情動）のうち、情動だけを問題にしている。そして情動には必ず運動が含まれることを考慮して、主観的側面のみを取り上げる場合には情動感情〈emotional feeling〉という表現を使っている。

ヤスペルスの感情とは

精神医学では感情をどう捉えているだろう。

精神の現象学的記載では他の追随を許さなかったヤスペルスの名著『精神病理学総論』の感情の章をのぞいてみると、感情とは「対象意識の諸現象にも、欲求の動きにも、意志作用にもはっきり属さぬあらゆる心的なもの」と定義されている。あるいは「未発達の不分明な心的なもの、把握しがたく、分析から漏れて行くものが感情といわれる。一言でいえば、何と名づけてよいか判らぬものをそういうのである」といっている（ヤスペルス著、内村祐之他訳『精神病理学総論（上巻）』岩波書店、一九五三年）。つまり、つかまえられず、分けがたく、ほかに名のつけようがないものである。別のところでは、感情は自己のその時々の状態であるとも言っている。

そしてこのつかまえどころのない、分析しようがなく、名前のつけようがない心的なものについてのこれまでの考え方を七つにまとめている。ここは英語訳のほうがわかりやすい（Jaspers, 1997）。

第一は現象学的分類で、これには三つの考えがある。

（一）感情を自己に向かう感情と対象に向かう感情に分ける（自分が悲しいのが前者で、風景が悲しいのは後者）。

（二）対立的な軸で捉える（快―不快、緊張―弛緩、興奮―沈静など）。

（三）対象のない（すなわち内容のない）感情と対象に向かう（内容のある）感情に分ける。

第二は向けられる対象によって分類する立場。想像上のものに向けられた空想感情と実際の対象に向けられた現実感情を基本にする。

第三は発生源によって分類する立場。すなわち精神生活のどの水準で発生したかにより、局所に発生する感覚性感情、全身から発生する生命感情、心理過程から発生する精神性感情、さらにその上の水準から発生する霊的感情を分ける。

第四は生物的目的によって分類する立場。たとえば快の感情は生物的目的が実現されたことを表現し、不快の感情は生物的目的の実現が停滞していることを表現する。

第五は特定の対象に向けられる特定感情と、全体を包括する包括感情（感情状態）に分ける立場。いらいら状態、過敏状態などは包括的感情ということになる。

第六は感情の強度と持続に注目する立場。この立場では、精神の単一で急激なゆれは感情〈feeling〉、身体現象を伴う強度の強い、一時的で複雑な情動過程は情緒〈affect〉、精神生活に持続的影響を与えるような感情が続く場合は気分〈mood〉に区別される。

第七は感覚〈sensation〉に対して感情を区別する立場。感情は自己の現在状態で、感覚は環境や自己身体の知覚のときの要素だとする。

この総括は見事なもので、彼以前の研究成果を一刀両断、すっきりと整理してくれている。同時に、感情という現象の複雑さ、それを理解することの難しさもよくわかる。

ヘッブの情動とは

生理学はどうか。

生理学的心理学者の代表であるヘッブは『心理学教科書（*A Textbook of Phycology*）』の中で情動〈emotion〉について、「情動は喜び、愛、誇り、嫉妬、怒り、悲しみ、そして恐怖のような状態を指すのに用いられるが、これらの状態がどんな共通性質を持つのか、ひとつのことばにまとめるのは困難である。無理にまとめるとすれば、主体の特別な行動因とでもいうことになろう」という趣旨のことを述べている。主体が今、それまでとは違う行動を起こそうとしている、その時の状態ということである。つまり情動〈emotion〉は〈e-motion〉で、(e) はギリシャ語の (e) で、「外へ」を意味し、「外へ動かされる e-moved」という意味だという (Hebb, 1958)。ちなみに、彼は感情〈feeling〉についてはまったく言及していない。

ちょっと脱線するが、ここで「行動因」とは〈motivation〉という厄介な原語のわたしの勝手な訳である。正式 (?) には「動機付け」と訳されている。動機付けという訳語はどうも気にいらない。わかるようで、よくわからない。素直に読むと、第三者が主体をけしかけて何かをさせる、そのけしかけ部分という意味にとれてしまい、行動から主体性というもっとも重要な意味を奪ってしまう。景気づけに酒でも飲むか、というのりに通じるところがある。勉強の動機付けに鉢巻でも巻くか、ということか。ヘッブは〈motivation〉の原因を環境からの刺激に限定していない。むしろもっとも重要なのは内在性動因〈drive〉だとはっきりのべている。だとすると、動機「付け」はどう考えても良い日本語とは思えない。といって行動因が決していい訳だとは思わないが、ま、動機付けの「付ける」という訳に対するささやかなプロテストである。

ダマジオの感情と情動の違い

神経心理学ではどうか。

現代の代表的神経心理学者ダマジオによると、情動〈emotion〉はひとつの刺激に対する心的評価と、その評価に応じて生じる一定の反応傾向という二つの働きの複合体である。この反応傾向は多くは自分のからだに向けられるが、自分の脳にも向けられる。からだに向けられると情動性身体状態が引き起こされ、脳に向けられるとさらに追加的な心的変化が引き起こされる。つまり、刺激に対してなんらかの心理的評価がなされ、その評価に基づいて、その刺激に対するなんらかの対応策が生み出される。これが身体装置に向けられると、情動特有の身体変化が起こり、脳に向けられると情動特有の心的変化が生み出される（Damasio, 1994）。

ダマジオはこの心的評価・反応複合体のうち、主観的経験の部分が感情〈feeling〉であるとする。すべての情動には感情が伴うが、感情のすべてが情動を起源とするわけではない。情動反応が引き起こす身体的変化を中枢神経系が内部でモニターする。このモニター過程が感情であるという。また、情動反応が起きているとき、その反応についてさまざまな思考が起こる。身体的反応と思考のふたつを同時にモニターしているのが感情だという。

別の著書で、ダマジオは感情と情動の違いを再度確認している。すなわち、「感情〈feeling〉という語はひとつの情動〈an emotion〉の私的で心的な経験を表す場合にだけ用い、情動という語は反応―その多くは他者が観察できる―の集合体を指す場合に用いるべきである」と（Damasio, 1999）。

ここまでたどってくると、感情をどう捉えるかが、心理学者にとって結構難しい作業であり続けたことがよく分かる。現代の多くの心理学者や脳科学者はダマジオの立場に近く、情動あるいは情動性感情だけを研究対象にする傾向がある。科学が観察可能なもののみを対象とするためかもしれない。これはちょっと寂しい。感情は情動的感情よりずっと複雑で広い心理的経験である。ヤスペルスの指摘するとおり、自己のその時々の状態そのものである。

二　感情とは

主観的経験の原風景

わたしは感情を情動よりはるかに広くかつ深い主観的経験と考えている。情動随伴性の感情は重要ではあるが、感情の一部にすぎない。

感情はわれわれの主観的経験の原風景である。感情なしでは主観的経験の世界（つまりこころ）は成り立たない。

ある程度進化した動物はその動きが中枢神経系によって統合されている。中枢神経系が環境に反応し、環境へ向かって個体全体を駆り立て、行動を起こす。起こした行動は周囲から観察可能である。同時に行動を起こそうとする中枢神経系自体にも変化が起こる。この変化は外からは観察できない。しかし中枢神経系それ自体がこの変化を「自覚し」、あるいは「経験する」。このいわゆる「主観現象」のうち、もっとも未分化な部分が感情である。

もっと正確にいうと、感情とは経験される全心理過程から表象性の心理過程を引き去ったものである（山鳥、一九九四）。経験はされるが、つかみがたい。有るようで無く、無いようで有る。雲をつかむような、という表現があるが、まさにそのような経験である。自分で自分の状態をなんとなく感じることである。

表象性の心理過程とは、わかりにくい表現だが、ほかにうまい言い方がみつからない。表象とは、何かがそのままではなく、別の形式で表されることである。代替表現といってもよい。環境世界のかたち（たとえば桜の花）が神経系によって、ニューロン発火の時間的空間的パターンとして捉えられる。このパターンが桜の花の神経性表象である。このニューロン発火のパターンがもう一回違う形をとり、桜の花として意識される。これが心理性表象である。神経表象と心理表象は表現手段も表現段階も異なっているが、どちらも環境世界に存在する「桜の花」を表している。ただ、ニューロンの活動パターンを表象と呼ぶのはまずいと思う人もあるらしく、大脳表現と呼ばれることもある。ちなみに表象の象はカタチで、表はアラワレである。大して難しい意味がこめられているわけではない。要するに表象性心理過程とは、われわれが通常経験しているさまざまな心理的なカタチのことである。主観現象あるいは意識現象から「かたち」として経験される部分を抜き去って、なお残る部分。これが感情である。

と定義したものの、よく考えると感情も表象である。その時の身体状態が神経系に一定の活動パターンを作り出し、そのパターンが感情という心理的な現象として経験される。カタチらしからぬカタチである。だから感情を「無形の表象」と定義してみたこともあるが（山鳥、二〇〇二）、やや苦しい。すんなりとは理解していただけないかもしれない。そこで、本書ではこのややこしい表現を止め、表象の意味をある程度、ある程度としか言いようがないが、主観が局地的な凝集として捉えることができる現象に絞りたい。これを言葉のもっとも広い意味で「心像《しんぞう》」と呼ぶことにする。

心像はたぶん、英語の〈mental image〉の訳語として使われ始めた言葉であろう。岩波の『広辞苑』の心像の項には「過去の経験に基づいて意識の中に思い浮かべた像で、現実の刺激なしに起こるが、感覚的性格を持つもの」とあり、同義語として表象、心象《しんしょう》、イメージが挙げられている。小学館の『大字泉』も大同小異で「《イメージ》過去の経験や記憶などから、具体的にこころの中に思い浮かべたもの。視覚心像、聴覚心像、嗅覚心像など、すべての感覚に対応した心像がある」とし、同義語として表象、心象が挙げられている。

これらの辞書的、国語的定義だと、過去の経験から立ち上げられたものだけが心像と呼ばれることになる。しかし、心像はなにも過去の経験から立ち上げられるものだけではない。現に今、わたしのこころの中でも読者のこころの中でも、現在進行形の知覚過程が本書の活字を捉え続けている。これらはすべて知覚像として意識に印象づけられる。知覚像は最も具体的な心像である。

またこの二つの辞書は「感覚性」を重視している。つまり五官が立ち上げるカタチだけを心像としている。これも狭すぎる。

カタチを可能にする

あまり感覚性がなく、その分あいまいな心理的現象にアイデア〈idea〉と呼ばれてきたものがある。十七世紀のイギリスの哲学者ロックはアイデアを「人が考えるとき、理解力の対象となるすべて」と定義している（Locke, 1689）。つまり、経験的によく納得出来ることだが、何かを考えているとき、われわれは何かを思い浮かべている。あるいは何かを見つめ、あるいは何かに耳を傾けている。この何かがアイデアである。あるいは、「考えている」という心理過程そのものが意識の対象となることもある。同じ伝で、「思い浮かべる」も、「見つめる」も、あるこころの動きとして、意識の対象になりうる。これらはすべてアイデアである。わが国では観念という訳語があてられている（大槻春彦責任編集『世界の名著32ロック、ヒューム』中央公論社、一九八〇）。

思い浮かべることができる、あるいは思考の対象とすることができるということは、対象がなんらかのカタチを持っている、ということである。カタチとはある種の凝集であり、背景から浮き出したものである。主観が把握するカタチは何も知覚経由で入ってくる外界のカタチだけではない、こころが作り出すさまざまな事象や過程もカタチとして意識される。これらのカタチはすべてロックのいう観念である。わたし流に言えば心像である。

（注：うまく文脈に組み込んで説明できないので、ここで注として挿入させていただくが、本書では、観念（アイデア）と概念をある程度使い分けた。辞書的に両者の意味はほとんど同じだが、叙述の必要上区別して用いたい。すなわち、「観念」を言語記号を媒介としない事物の理解形式（後に詳しく扱う超知覚性心像など）とし、「概念」を言語記号を媒介とした事物の理解形式（やはり後に扱う言語心像の一形式）とする。この観念の定義はロックに近い。ロックは言語を定義して、自分のこころの中の観念を他人に知らせるためのしるし（マーク）と述べている（Locke, *An Essay Concerning Human Understanding*, 1997, pp. 361-363）。実際には観念と概念は錯綜するので、分離しきれるものではない。あくまで理論的な整理である。

すなわち、わたしがいう心像はその性質が知覚性、非知覚性にかかわらず、現在性あるいは記憶性にかかわらず、はたまた言語性あるいは非言語性にかかわらず、主観がなんらかの凝集として対象化しうる心理過程一切合切である。

そこでくどいが、もう一度感情を定義すると、「感情とは経験される全心理過程から、観念、言語記号、知覚像、記憶像など心像性の心理過程を引いたもの」ということになる。比喩的にしか説明できないが、こうしたさまざまな心像を可能にする条件、つまり媒質のようなものが感情である。

三　感情の種類

（一）　情動性感情

「怒り」「悲しみ」

わたしの手元にある神経生理学の古い教科書（Ruch, 1966）にフォンデラーエという神経病理学者の情動の定義が引用されている。彼は情動を定義して、「情動は感情の様式であり、かつ行動の様式である。ある生体がある対象に向かおうとし、あるいは対象から逃げようとする一定の傾向であって、明らかな身体性変化を伴う。そこには賦活の要素すなわち行動への衝動と、警戒の要素すなわち心的過程の過知覚化あるいは活発化が存在する。もちろん、逆の傾向、すなわち運動抑制の要素も存在する」とまとめている。

情動が心的過程（ジェームスのいう情動性感情）と行動変化を包括した概念であることがよく理解できる定義である。

情動の運動表現は複雑で、程度が強ければ姿態の変化を伴い、観察可能な現象として捕えうるが、程度が軽ければ姿態の変化を伴うとは限らない。しかし、姿態の変化として外部へ現れない場合でも、身体内部環境にはなんらかの変化が現れる。血圧や脈拍や毛細管の直径、あるいは消化器の動きなどに変化が起こる。これらの身体性変化と同時に心理的変化、すなわち感情が経験される。

たとえば怒り。

人に侮辱されると怒りが誘発される。強度の場合は猛烈な攻撃行動になり、相手に暴力を振るうことになる。もっとも極端な場合は殺してしまうかもしれない。程度が軽いと、握りこぶしをひそかに握り締め、表情がこわばり、罵声を発するくらいで終わる。もっと軽いと、口の片端をわずかに吊り上げ、やや頭を後方に引くくらいで済むかもしれない。もっと軽いと血圧が少し上がり、顔面の毛細管が少し閉じて、顔色が蒼ざめるだけかもしれない。もっと軽いと、あははと笑い飛ばすかもしれない。あるいは筋肉がやや緊張度を増し、黙り込むかもしれない。多様な程度があるにしても、なんらかの姿態の変化と内部環境の変化が生じる。この時、心理的には「怒り」という感情が経験される。平たく言えば、怒りを「感じる」。

あるいは悲しみ。

自分の最愛の人を突然失ったとする。この喪失という環境変化は個体に一定パターンの情動を誘発する。極端な場合は大声で泣き、脱力してしゃがみこむ。眼は閉じ、涙腺が活動して涙を大量に分泌する。目じりは下がり、両側の口角は引き下げられる。血圧は下がり、脈拍も遅くなる。程度が軽いと、変化は顔面表情に限局し、身体表現は変化しない。もっと軽いと、表情も変わらない。涙が一滴目じりからこぼれ落ちる。もっと軽いと、外への変化はほとんど現われなくなる。それでも、注意深い人は運動の緩慢化、あるいは指の細かい震えなどを認めるであろう。このとき心理的には「悲しみ」という感情が経験される。

行動パターンから感情を考えたダーウィン

怒りも悲しみも情動性感情である。感情にさまざまな身体変化が随伴する。あるいはさまざまな身体変化に感情が随伴する。

いったい情動性感情はどれくらい区別できるものだろうか。

本来感情は非分節性つまり非心像性の経験だから、なかなか分離するのは難しい。しかし情動性感情は行動表現を伴うから、姿態表現から区別してゆくことができる。行動パターンが区別できれば、そのときの感情も区別できるはずだからである。

このことに最初に気づいたのはダーウィンである。彼は名著『人間と動物の情動表現（*The Expression of the Emotions in Man and Animals*）』で、動物と人間の情動行動のパターンには共通性が認められることを膨大なデータを用いて明らかにした（Darwin, 1872）。行動パターンが共通だということは、その時の主観的経験である感情も動物と人間で共通すると仮定できる。猫が攻撃的にほえかつ飛びかかるとき、人と共通の運動表現が認められる。口を開け、口角を上側方に引き、牙をむき出す。毛は逆立ち、耳を倒し、前方へ向かう運動準備状態をとる。瞳孔は開き、眼裂は開いて、眼は輝く。このとき猫もなんらか人と共通の心理的変化を感じているであろう。そしてその心理的変化は、われわれ人間なら怒りと呼ぶ感情に類したものであろう。

猫は自分の経験を伝達する手段を持っていないではないか。なぜ、そのとき猫が怒っていると言えるのか、と理詰めに問われれば、返答に窮することは確かである。猫はわれわれに今、俺は怒っているぞとは語ってくれない。だが、猫が牙をむいてほえかかってくれれば、われわれは誰でも、こいつ怒っていると直観する。猫は語らないが、その姿態が怒りを表していることをわれわれは了解する。われわれと猫が行動パターンという言語を共有しているからである。

ダーウィンはこうした行動学的方法に基づいて、人間の情動を八種類に大別している。

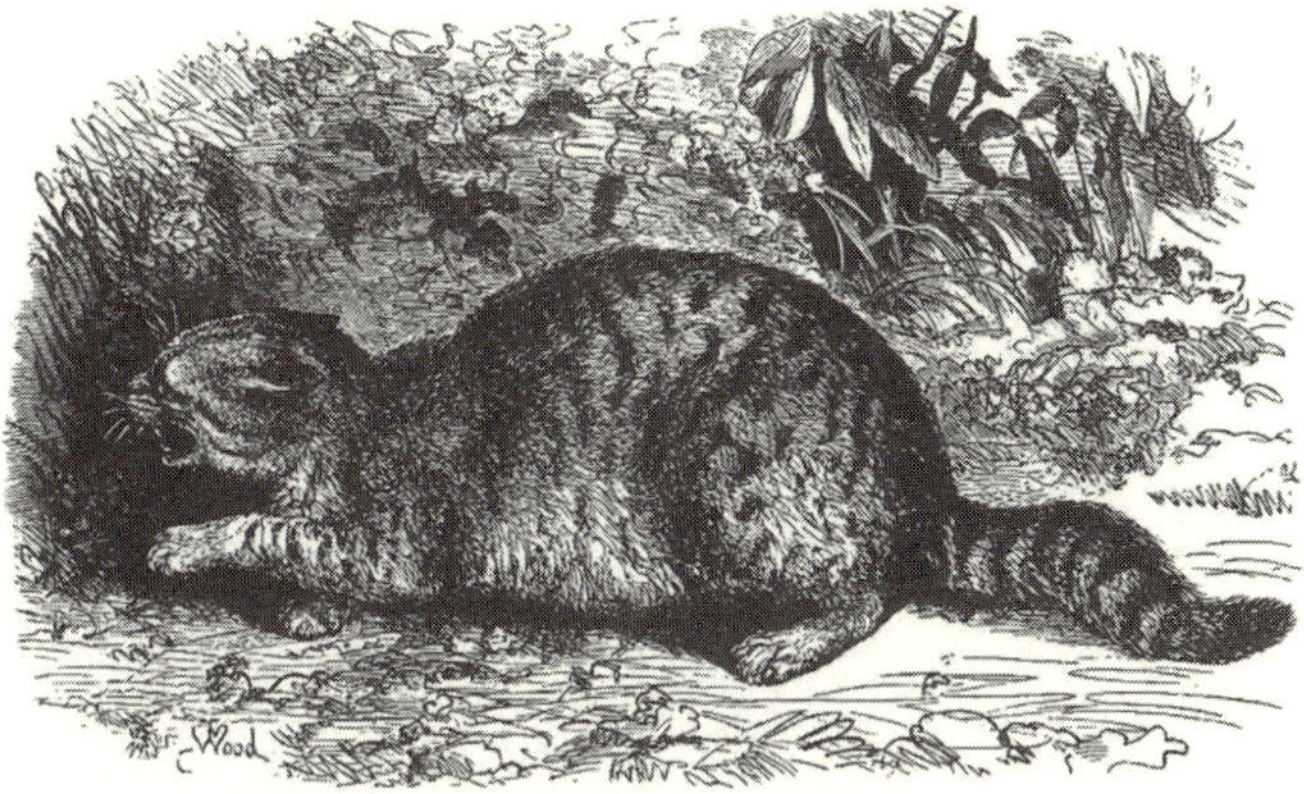

図１　怒る猫。情動表現は人間と共通部分が多い。（ダーウィン「人間と動物の情動表現」より引用）

第一は泣き、とくに子供の苦痛表現としての泣きである。軽い痛みや軽度の空腹やその他の軽い不具合があると子供は泣き叫ぶ。この時、眼輪筋は収縮して眼は閉じられ、額には皺が寄る。口は四角に開けられ、歯が露出し、息は痙攣的に吸い込まれる。そして涙が流出する。これらは苦痛の急性期表現である。

第二は不安や、悲しみや、落胆である。苦痛の持続性表現である。急性期のような急激な運動表出はない。動きは止まり、消極的になる。目は輝きを失い、表情は消失する。眉は内側が上がるため斜めになり、額に皺が寄る。口角は下方に引っ張られる。全体として顔は長くなり、表情は「下がる」。

第三は喜びや上機嫌や愛や優しさである。喜びの単純表現は笑いである。笑い声は深い吸気の後で起こる短い、不連続な、痙攣的な胸部の収縮により、呼気が短く分節されたものである。口は開き、口角は後方へ引かれ、少し持ち上がる。上唇は少し上がる。眼輪筋は軽度収縮し眼裂は狭まる。眼の下には皺ができる。眼は輝きを増す。

第四は反省、沈思、不機嫌、決断である。眉は下がり、寄り合って、額に縦皺を作る。縦皺が寄るのは考えの筋道が追えなくなるときである。日本語にも眉をひそめるという表現がある。

第五は憎しみと怒りである。強い怒りでは、顔面が紅潮し、額と頸の静脈が怒張する。息が荒くなり、鼻孔が拡張する。口は堅く閉じられ、歯を強くかみしめる。歯軋りも起こる。時には唇を収縮させ、歯をむき出す。怒りの程度が軽いと、せせら笑いになる。上唇が収縮し、片方の犬歯が露出される。

第六は軽蔑や嫌悪である。軽蔑のときは軽く片方の犬歯が露出する。これは笑いに移行することもあるが、この笑いは嘲りの笑いである。確かにわが国にも憫笑という表現がある。あるいは軽くまぶたが下がり、眼がそれる。軽蔑は鼻のうごめきにも現れる。鼻孔が少し縮まり、小さい鼻息をフンと出す。

第七は驚きや恐怖である。驚くとまぶたが上がり、眼が大きく強く開かれる。口も大きく開く。同時に額に横皺が寄る。恐怖も基本的には同じ表情になる。加えてからだがふるえ、髪の毛が逆立つ。

第八は恥ずかしさである。顔面の毛細管が拡大し、顔面が赤くなる。この現象は自分が他人にどう見られているかという自己意識と関係する。

行動パターンから感情を考えるという、このダーウィンの進化論的方法論は革命的なもので、とくに自己反省意識の出現と赤面現象の出現を結びつけ、この表情や感情は人類に特有だという主張は今読んでもきわめて新鮮である。彼は、以上の基本的な表情パターンを核にして、さまざまな感情をスペクトラムとして捕えた。たとえば、第二の表情群では落ち込み、不安、悲しみ、落胆から絶望までのさまざまな感情が連続的なものとして捕えられている。第三の表情群では、歓び、上機嫌、愛情、優しさ、献身などがひとつのカテゴリーにまとめられている。第四の表情群には、自己反省、瞑想、不機嫌、不平、決意などがひとまとめにしてある。努力の感情が共通するという。第六の表情群では軽蔑、嫌悪、罪業感、自尊、無力感、忍耐、是認、拒否などが扱われている。相手との相対的な力関係にかかわる感情である。第七の表情群に入る感情は軽い驚き、驚愕、驚嘆、賞賛、恐怖である。これらはすべて対象に強い注意を払う、という行動に伴う感情である。危険を察知するための行動に由来する。感情の多様なニュアンスと運動表出の微妙な変化との関係が見事に関連づけられている。

トカゲから人類にいたる情動進化

同じ進化論的立場にたつ情動論では、神経生理学のマクリーンが注目に値する。彼は爬虫類、とくにトカゲの詳細な行動研究と膨大な神経解剖学的研究に基づいて、トカゲから人類にいたる情動進化の道筋を明らかにしようとした（MacLean, 1990）。彼によれば、ヒトのような後期哺乳類の大脳はその内部にカンガルーのような初期哺乳類の大脳構造を包み込んでいる。初期哺乳類の大脳はまたその中にトカゲのような爬虫類の大脳構造を包み込んでいる。

哺乳類では、爬虫類と大脳構造が近い初期哺乳類と大脳が大きく発達した後期哺乳類が区別される。初期哺乳類はまだ胎盤を持たない。卵生のハリモグラやカモノハシのような単孔類や、カンガルー、コアラ、オポッサムのように胎盤発達が不完全な有袋類が入る。単孔類は原獣類、有袋類は後獣類とも呼ばれる。後期哺乳類は胎盤が完全に形成されている動物で真獣類と呼ばれる。こちらはモグラからネズミ、さらにはイルカやクジラから、サルやヒトまで、多種多様である。

マクリーンは爬虫類の大脳構造を原爬虫類構造と呼んでいる。前脳（注：発生学の用語。中枢神経系は最初一本の中空の神経細胞の管として始まり、そのうち、前脳、中脳、後脳、脊髄と四部分が区別されるようになる。先端の前脳は最終的に大脳と間脳に分化する）はまだヒトなどに比べるとほとんど発達していないが、それでも線条体などいくつかの大脳核が認められる。この構造は鳥類や哺乳類に共通する。

初期哺乳類の脳は、原爬虫類構造を基盤に発達したもので、前脳の表面に神経細胞層（大脳皮質）が出現し、原爬虫類構造をすっかり覆ってしまう。ちょうど間脳のまわりを皮質がぐるりと取り巻いて縁取りをしたように見えるので、辺縁葉と呼ばれる。ちなみに、辺縁葉という名をつけたのは、失語症の最初の報告者として名高い、フランスの医師ブローカである。この辺縁葉と、その周辺の辺縁葉と機能的に結びつきが強いいくつかの神経構造をまとめて大脳辺縁系と呼ぶ（図2参照）。原爬虫類構造をおおう、この辺縁系はヒトを含む後期哺乳類にも共通して存在する。マクリーンはこの神経構造を古哺乳類構造と名づけている。

後期哺乳類、すなわち真獣類になると、辺縁葉に覆いかぶさって、さらに新しい皮質が出現する。このため辺縁葉は内部に隠れてしまい、外から見えるのはこの新しい大脳皮質だけになる。大脳を特徴づけるこの皮質（外套という）は辺縁葉皮質にくらべると、細胞数が多く、しかも細胞の作る層構造がいっそう複雑になっている。この層を大脳新皮質と呼び、辺縁葉を特徴づけるより単純な皮質を古皮質、旧皮質、中間皮質などと呼ぶ。大脳新皮質と、新皮質に機能的に強く結びついている視床という神経核（間脳に属する）の一部を合わせた領域をマクリーンは新哺乳類構造と呼んでいる。

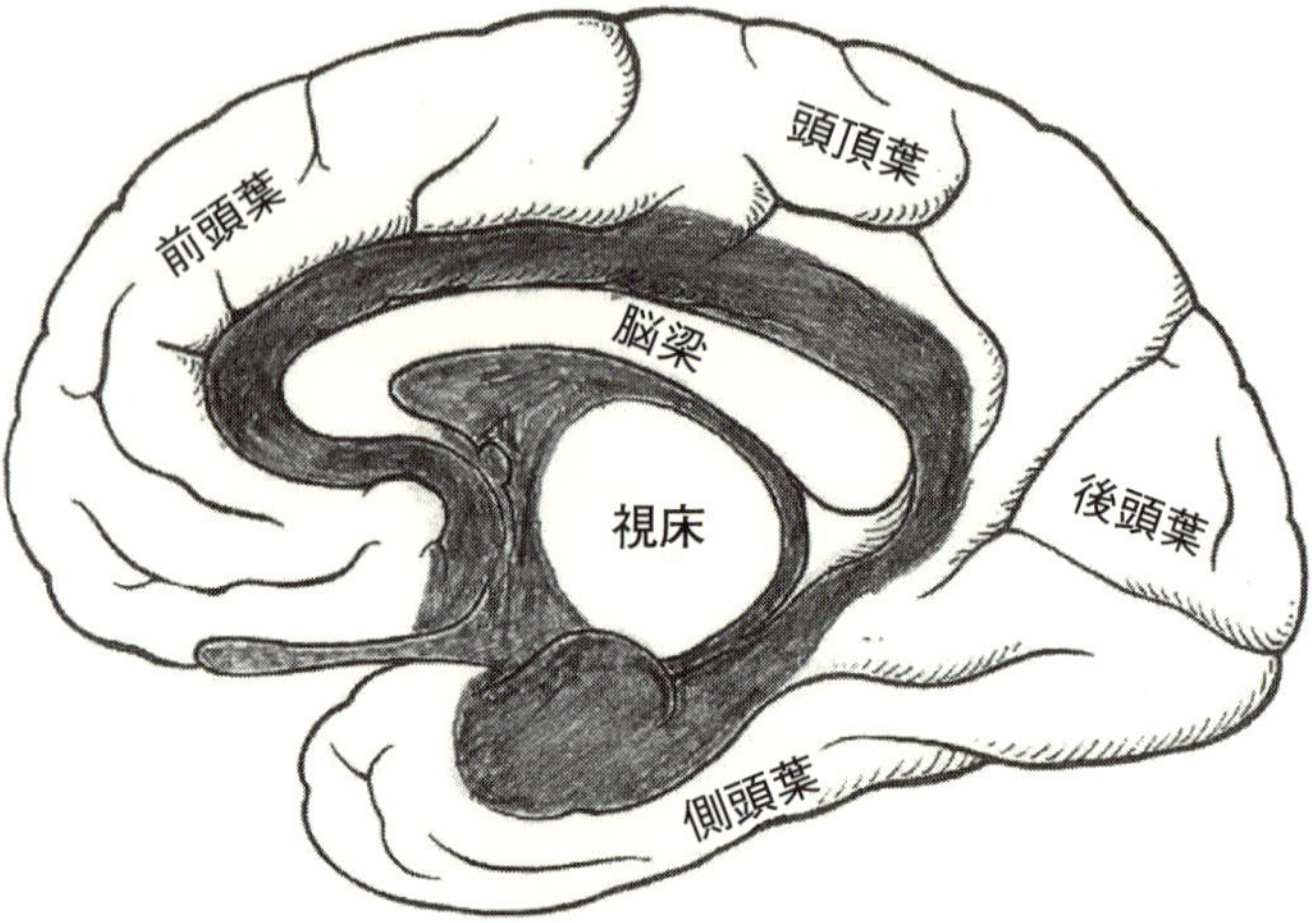

図2　ヒト大脳における大脳辺縁系の領域（黒塗り部分）を示す

原爬虫類構造、古哺乳類構造、新哺乳類構造が三重の層をなし、その上にさらに発達したのがヒトの大脳である。マクリーンはこの構造特徴を強調して、ヒトや霊長類など真獣類の脳のことを三位一体脳〈Triune Brain〉と呼んでいる。（図3）

彼は爬虫類の行動パターンの観察に基づいて、原始哺乳類にも後期哺乳類にも共通するいくつかの基本的パターンを抽出している。たとえば、時刻に合わせて同じ時刻には同じ行動をする（彼の呼び方だと日課行動）。同じグループ内の動物は同じ行動をする（同一行動）。特定行動を繰り返す（反復行動）などなどである。これら原爬虫類が示す行動パター

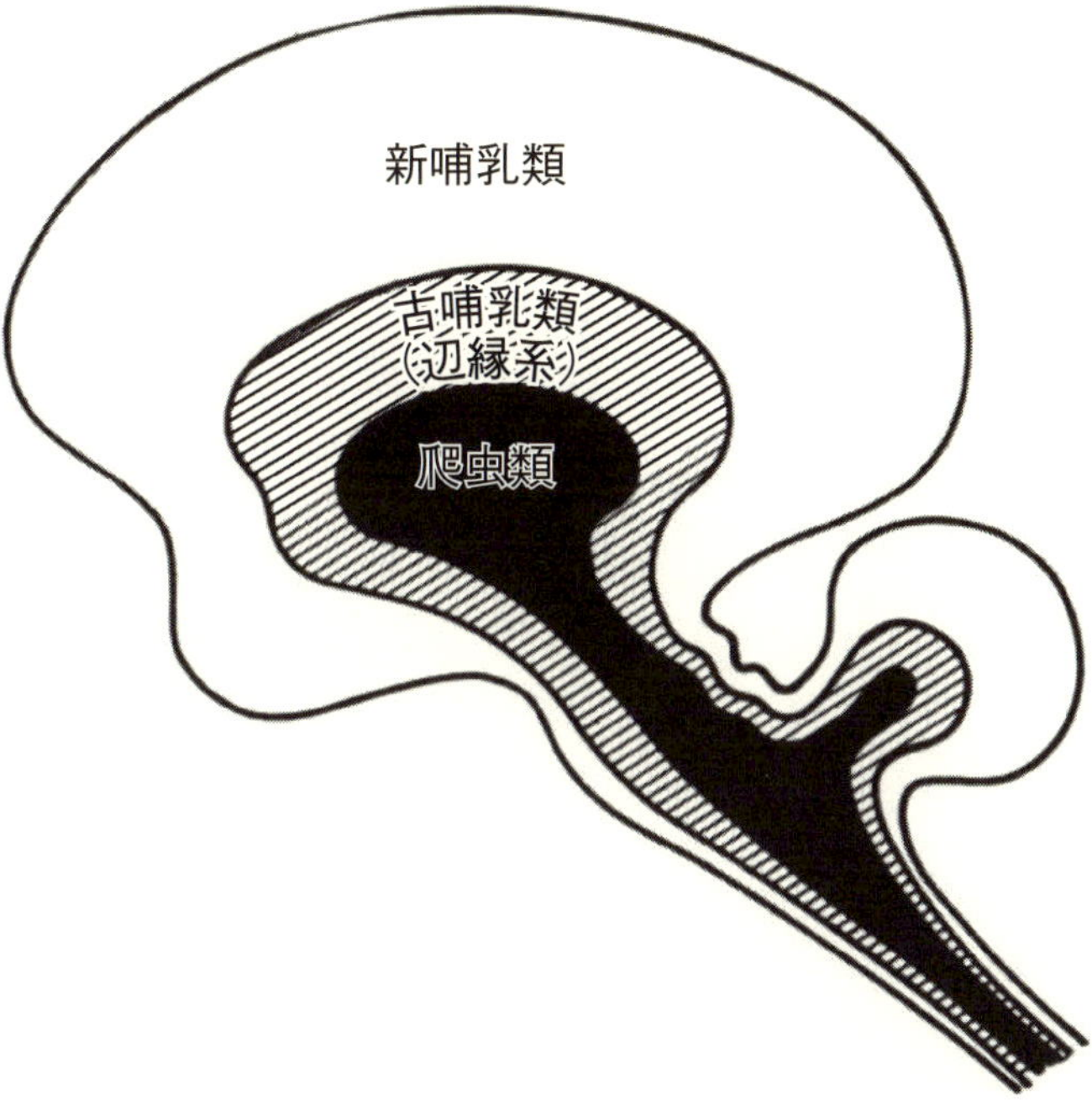

図３　爬虫類脳の上に古哺乳類脳が重なり、さらにその上に新哺乳類脳が発達したことを示す模式図。（マクリーン、1990より引用）

ンが後期哺乳類でもみられるということは、哺乳類でも、原爬虫類脳構造がなお重要な役割を果たしていることを意味している。

同じような方法で、彼は哺乳類について、六種類の主要行動パターンを抽出した。すなわち、探索行動、攻撃行動、保護行動、落胆行動、満足行動、そして愛撫行動である。たとえば、探索行動は食物に向かう行動で、ニオイをかいだり、探したりする動きである。保護行動は彼の文脈ではむしろ被保護行動（保護を求める行動）と理解したほうが分かりやすい。子が親にかじりつくような動きである。そして、これらの行動には、それぞれ特有の主観的側面（情動感情。彼の用語ではaffect）があり、探索行動では欲、攻撃行動では怒り、保護行動では恐れ、落胆行動では悲しみ、満足行動では喜び、愛撫行動では愛であるという（MacLean, 1990）これら六種の情動感情は原始哺乳類と後期哺乳類に共通する。そしてこれらの基本行動と基本感情の神経基盤は、両哺乳類に共通する古哺乳類構造すなわち大脳辺縁系にあるという。

マクリーンはさらに進んで、最も高次に進化したヒトにあっても、両哺乳類行動に共通するこの六種の行動が、情動の基本をなしているとし、ヒト特有と考えられる多種多様な情動性感情は、これら基本感情の融合あるいは分化の結果であると主張している。

てんかんの夢幻状態と大脳辺縁系

話は飛ぶが、中枢神経系疾患のひとつにてんかんと呼ばれる病気がある。突然意識を失い、全身のけいれんを起こす。しばらくすると意識が戻り、けいれんもおさまってしまう。突発性の変化で、しかもその変化が行動の変化なので、目立ちやすいこともあって、古くから記載がある。たとえば、ローマの英雄シーザーはてんかんを病んでいたと伝えられている（Temkin, 1971）。

このてんかん発作の一種に精神運動発作と呼ばれるものがある。けいれんが全身に拡がらないので、倒れてしまうことはない。多くの場合、意識の変化だけが起こる。意識の変化は一部にとどまり、意識全体には拡大しない（拡大すると意識は失われる）。実は全身けいれんを起こすタイプでも、意識消失直前に、短時間、意識の異常が経験されることがある。この発作最初期に短時間認められるさまざまな異常は前兆（アウラ）と呼ばれる。

ジャクソンがこのアウラを精密に観察記載している。ちなみに彼がアウラに興味を持ったきっかけは、彼の妻が精神運動発作をときどき起こすことがあったからだと言われている。

それはともかく、てんかん性意識発作の中にジャクソンが夢幻状態〈dreamy state〉と名づけた症状がある。夢幻状態では、発作は完全な意識消失と全身けいれんにいたらず、軽い意識の変容と行動の変化のみに留まる。この時、正常な意識活動が減弱し、同時に一部の心理過程が異常な活動状態になる。すなわち、意識は周囲との接触を保っているのだが、そこへ奇妙な感情が混入する。当時、知的アウラとも呼ばれていたようだが、彼は夢幻状態という呼び名に固執している。確かにこの名前のほうが、意識の変容という特徴をよくとらえている。

代表的な一例を引用しよう（Taylor and Walshe, 1931）。

E・W、五三歳、女性。一八八七年一一月二五日入院。一二月三一日死亡。

彼女は入院の一三ヶ月前から奇妙なてんかん性発作を経験していた。コックとして働いていたが、発作が始まると、小柄な黒人女性が料理場で忙しく立ち働いているのが見える。声は聞こえない。非常に強い臭いを感じる。形容できない嫌な臭いである。狭い箱の中に閉じ込められた感じがあり、空気が少なく窒息しそうになる。患者のきょうだいによると、このとき本人の手はふるえ、顔は青くなり、眼は前方を見て動かず、「臭い！」と叫ぶ。意識は無くならない。それが証拠に、発作が終わると、この経験を全部思い出すことができる。小柄な黒人は実在しているのではなく、幻であることも分かっている。

このような発作が多いときで一日三回、少ないときで二日に一回起こる。発作に幻が現れないことはあるが、悪臭と窒息感は必ず出る。

死亡後、脳は剖検に付され、右側頭葉内側に位置する扁桃体（大脳内部にある核のひとつで神経細胞の集塊）およびその周辺の白質（神経細胞から出る軸索線維の集合部）を中心とする脳腫瘍が発見された。腫瘍は周辺神経組織を圧迫し、変形させていたが、鉤回《こう》（扁桃体を内部にかかえる側頭葉内側面の大脳領域）の皮質（大脳表面で神経細胞が集中する部位）は正常であった。

ジャクソンはこの夢幻状態を、腫瘍の破壊が直接的に引き起こす症状ではなく、腫瘍周辺に残っている正常な脳組織（この例の場合は鉤回皮質）が病的組織によって刺激され、過剰に興奮した結果だと解釈した。すなわちこの領域の活動が普段より強くなり、臭いや窒息感や幻視を引き起こしたと考えるのである。普段もニオイ知覚や、ある種の感情生成に働いている領域が、なんらかの原因で、その活動を強めた結果、嗅覚や呼吸感が亢進し、異常体験を生み出したという解釈である。

この報告が重要なのは病巣が大脳辺縁系にあることを確認した点である。扁桃体も鉤回も辺縁系の主要な構成要素である。この古い皮質部分の活動異常が意識の変容、それも悪臭や窒息感など、感覚や情動感情の異常を引き起こしたのである。その後の研究はジャクソンの説明の正しさを確認している。

大脳辺縁系起源の基本情動

そこでまたマクリーンに戻るが、彼はヒトの六種の基本行動に伴う六種の基本情動感情が大脳辺縁系起源であるという主張の根拠を、ジャクソン以降の膨大な精神運動発作研究に求めている。大きな発作の前兆として、さまざまな感情異常が出現する。それらの感情異常を整理すると、欲望、恐怖、怒り、落ち込み、満足、それに愛の六種類になるという（MacLean, 1990）。

たとえば、ある患者は「ひとりになりたいという強い願望」、あるいは「どうしてもアレが欲しい。そのためにがんばろうという気持ち」を突如、発作性に経験する。これは欲望の感情発作である。

ある患者は「心窩部《しんか》に変な感じが起こると同時に非常に強い恐怖を感じます。恐怖は突然やってきて、今までに経験したことのない強くて不愉快なものです」と訴える。これは恐怖の感情発作である。

攻撃行動が発作として出現し、他人を刺したり、首を絞めにかかったりすることもある。マクリーンは自身の経験例の中で、攻撃行動時の感情を思い出せない患者にアミタール・インタビュー（アミタールという麻酔剤で軽い麻酔状態にして抑制を取り、思い出せないことを思い出させる方法）を試み、「電気が来たみたいな感じが頭から始まります。いや頭と胃と同時かな。そのために、したくないことをさせられてしまうのです。カッとなってしまうのです」という体験を引き出している。攻撃行動に怒りの感情が随伴していることが推定される。

「胃に変な感じがきます。悲しい感じがおこり、泣きたくなります」などという訴えもある。同時に「涙が出、腹が減った感じがする」という。マクリーンのいう落ち込みの感情発作である。満足にかかわる感情発作も多い。このアウラは喜び、嬉しさ、満足、強いしあわせ、くつろぎ感、恍惚感など、さまざまに表現される。ある少年は突然、まわりのものが小さくぼんやりしてくると同時に「ものすごく楽しい気分」になると述べている。

もっともよく知られているのはドストエーフスキイのもので、彼は自分の発作の経験を名作

『白痴』の主人公ムイシュキン公爵の体験の中に書き込んでいる。すなわち、「憂愁と精神的暗黒と圧迫を破って、不意に脳髄がぱっと焔でも上げるように活動し、ありとあらゆる生の力が一時にものすごい勢いで緊張する。生の直覚や自己意識はほとんど十倍の力を増してくる。が、それはほんの一転瞬の間で、たちまち稲妻のごとくに過ぎてしまうのだ。そのあいだ、知恵と情緒は異常な光をもって照らし出され、あらゆる憤激、あらゆる疑惑、あらゆる不安は、諧調にみちた歓喜と希望のあふれる神聖な平穏境に忽然と溶け込んでしまうかのように思われる」（ドストエーフスキイ作、米川正夫訳『白痴　上』（岩波文庫）一九九四年、四三七頁）。

ドストエーフスキイ自身が、一生とは言わないまでも一〇年くらいの人生を犠牲にしても惜しくないくらいの素晴らしい経験だと語っていたそうである。

最後に愛にかかわる感情発作がある。このタイプの報告は少ないが、アウラの時に頭が温かく感じられ、まわりのものが小さく見え、同時に「愛」を感じるという記載がある。あるいは突然顔面紅潮に始まり、なんとなく歩き回り始める発作を持つ患者が、「大丈夫」と言いながら、たまたまそばにいる人に、相手かまわず優しく振舞う例も報告されている。ただし、どのような感情を経験していたのかは確認されていない。ドストエーフスキイの発作にも愛の要素が含まれている。

どの感情発作の場合も、確認された例はすべて、大脳辺縁系のどこかに原因が求められる。たとえば、海馬の電気刺激で恐怖発作時の感情が再現されている。側頭葉底辺に置いた電極では、怒り発作時に左一側の発作波が観測されている。喜びの感情は大脳刺激では再現できなかったとカナダの脳外科医ペンフィールドは総括しているが、件《くだん》のジャクソンは鉤回病巣による精神運動発作では、恐怖に向かう感情と喜びに向かう感情がどちらも出現すること、さらに同じ発作が、軽い快楽感で始まり、のち不快感に移行する場合もあることを指摘している（Taylor and Walshe, 1931, *Selected Writings of John Hughling Jackson, Vol. 1*, pp. 464-473）。

六種類の顔面表情と情動性感情

情動感情を顔面表情の識別能力から整理している学者もある。

たとえばシュロスバーグという心理学者は、さまざまな表情写真七二枚を準備し、これらを被検者に六種類に分類させてみた。その結果、ヒトの表情が六段階の基本表情の連続としてとらえられると主張している（Schlosberg, 1941）。六段階の表情とは、（一）愛、笑い、幸福感、（二）驚き、（三）苦痛、恐怖、（四）決断、怒り、（五）嫌悪、（六）軽蔑である。この最後の軽蔑の表情は連続的に笑いの表情に移行する。

もっと面白い研究もある。エックマンらは、六種類の基本表情（怒り、恐怖、悲しみ、幸せ、驚き、嫌悪）を被検者に口頭命令で作らせてみている。たとえば、笑ってみてくださいと言って、笑顔を意図的に作らせるのである。そして、こうして作らせた表情を維持しているときの自律神経活動を記録した。その結果、この六種類の表情を作り出しているときの自律神経活動パターンが全部違っていることを見出している。表情が意図的に作ったものであっても、それぞれの表情に特有の自律神経活動が生じたということである。自律神経活動もまた情動の重要なパラメーターである。違う表情は違う内臓活動を示したということになる（Ekman, 1983）。つまり、うそ泣きでも泣いてみせれば、うそ怒りで怒ってみせた時とは違う体内変化が起こる。表出運動と内臓運動の密接な関係を示す研究である。

ところで、シュロスバーグが取り出した六種類の表情とエックマンが作らせた六種類の表情は微妙に違っている。たとえばシュロスバーグは軽蔑表情を嫌悪表情から区別しているが、エックマンは悲しみの表情を恐怖・苦痛表情から独立させている。

いずれにせよ、情動性感情は行動の変化（骨格筋活動）と自律神経活動の変化（内臓活動）に伴う心理過程の変化が自覚されたものである。この両者の活動によって引き起こされる大脳過程の主観的側面である。全身の筋肉活動が作り出す神経情報と全身の内臓器官の活動が作り出す神経情報が脳に送り込まれる。これらの複雑な情報が作り出す神経活動パターンの心理表現が情動性感情である。

（二）　感覚性感情

感覚性感情とは何か

感情という言葉で呼ばれることがあまりないので、やや分かりにくいかもしれない。ベインが感情を情動と感覚に分けたことはすでに紹介したが、この感覚である。感覚に伴う主観的経験である。

われわれの身体には眼、耳、鼻、舌、皮膚が備わっており、これらの受容器を介して、視覚、聴覚、嗅覚、味覚、触覚などの感覚を経験する。そしてこれらの感覚を素材にして世界を理解するための知覚像を作り出す。眼から受け取られたものはわれわれに「何かが見えている」とか、「見えていない」というある独特な主観的体験を生み出させる。耳から受け取られるものは同じようにわれわれに「何かが聞こえている」とか、「聞こえていない」という経験を生み出す。嗅覚、味覚、触覚も同じで、「何かが匂う・匂わない」、「何かの味がする・しない」、「何かに触っている・いない」という特別な経験を生み出す。これらの経験もまぎれもなく感情である。

視覚に限れば、「見える」・「見えない」は何かが眼から受け取られている、という事実、すなわち情報の性質を規定する経験である。「見える」ものを「聞こえる」と経験することはない（後に取り上げるが例外がある）。この経験は独特なもので、実際に眼という受容器を介さずに入ってきた場合でも、視覚性の性質を持つ情報は「見えている」という経験を与える。桜の花は「見える」のであって、桜の花が「聞こえる」ことはない。夢で桜の花が出現したとしよう。この花は視覚を介して入ってきたものではなく、脳内の神経活動が勝手に作り出した幻であるが、もともとが視覚を介して作り出されたものを加工したものなので、「見える」ものとして経験される。たとえまぼろしであっても、「聞こえる」ものとして経験されることはない。

わたしが家族や友人と会話をする。このとき、かれらの声は「聞こえる」が、「見える」ことはない。見えているのは顔や姿態であって、声ではない。幻聴と呼ばれる異常体験では、しばしば外部から他人の声が聞こえてくる。あるいは自分の思考が声として聞こえることもある。声の源は脳にあって、外から耳を介して入ってくるわけではない。だが、やはり「聞こえる」という表現手段でしか語れない現象として経験される。決して声が「見える」という経験を生むことはない。

わたしがものを触る。あるいは誰かに触られる。このとき経験する「触る・触られる」という感覚もやはり独特である。見る・見えるでもなく、聞く・聞こえるでもない。まったく違う情報として触る・触られるという感覚が経験される。蛇を掴んだときの独特の冷たい感触、青虫を掴んだときのえも言われぬ軟らかさ、清冽な谷川の水を手に受けたときのすがすがしい感触、冬、布団にもぐりこんだときの暖かさと安全の感触、ありとあらゆる触覚が触覚特有の触りの感覚を生む。

嗅覚も味覚も同じで、それぞれ特有の感覚を持っている。それらは決してほかの感覚に翻訳できない経験である。


この経験はいったい何なのだろう。

これをもう少し具体的な言葉で表現すると、視覚だと「明るい」、「うす暗い」、「透き通っている」、「どんよりしている」などなど、聴覚だと「高い音」、「低い音」、「ぶんぶん唸る音」、「ごろごろ転がる音」、「グァーという轟き」などなど、触覚だと「乾いた感じ」、「湿った感じ」、「ざらつく感じ」、「ごわごわの感じ」などなど、味覚だと「甘い」、「辛い」、「コクがある」、「キレがある」、「おいしい」、「まずい」などなど、嗅覚だと「いい匂い」、「くさい」、「甘酸っぱい」、「こげくさい」などなど、いくらでも表現はある。逆に言うと、言葉に表現できない多様な対象の性質をわれわれは経験する。視覚から入る感覚はさまざまなニュアンスを持ち、さまざまな明るさを持つ。かたちだけが視覚から入るのではない。かたちに付随して、あるいはかたちを取り巻いて、あるいはかたちそのものの特性の一部として、明るさや色や輝きや濁りの感覚がある。何にも例えられず、うまく表現できないが、しかし絶対確実な経験である。視覚経由の感じ、聴覚経由の感じ、触覚経由の感じなどなどとしか表現しようにない感じが経験される。これら五官それぞれの感覚系に特有な経験をなんと呼べばよいのだろう。なかなか一言では言い表せないが、「情報処理様式特異性経験」とでも呼ぶのが一番無理がないのではなかろうか。この経験は感情にほかならない。感情ではあるが、情動性感情ではない。起源は内臓にはなく、感覚器にある。タイトルに掲げたように感覚性感情である。

クオリア経験

ロックはこの感覚特異的現象をクオリティ〈quality〉と呼んでいる。日本語だと性質である。だが、性質という言葉は意味が広いので、藪から棒に性質という言葉を持ち出しても、それで何かが分かったということにはならない。とりあえずはクオリティのままにしておく。クオリティとは、ロックによれば、アイデア（観念）に対応するもので、観念を作り出す力のことである。外界に一つの対象があるとして、これをこころに捕えたものが観念であり、その観念を作りだす力がクオリティである（Locke, *An Essay Concerning Human Understanding*, 1997, pp. 133-141.）。

さらにロックは力としてのクオリティを一次クオリティと二次クオリティの二つに分ける。一次クオリティは対象が持っている実質性（対象が内容で満たされていること）、拡がり（空間に一定の位置を占めていること）、かたち（対象の輪郭）、運動性（対象が位置を変えること）などである。二次クオリティは対象がわれわれの中にさまざまな感覚を生み出す力である。ややわかりにくいが、対象たるモノそのものの物理的性質ではなくて（これが一次クオリティ）、その物理的性質の中に備わっている、われわれのこころの中にそのモノについての感覚を生み出させる生命的な力である。対象がわれわれの感覚にそれぞれの対象特有のやりかたで働きかけてくる力である。そして、その例として、彼は色、音、匂い、味などを挙げている。この力はわれわれが知覚する、知覚しないに関係せず、対象に本来備わっている性質であるという。

ロックが拾い出した、この二次クオリティは、その後、クオリアと呼ばれるようになった。概念も微妙に変化した。クオリアとはわれわれが直接に感じ、また知覚するもので、心的状態、あるいは心的事象の内省的、現象学的特性であると定義されている（*Penguin Dictionary of Philosophy*, 1996）。ひとつの色、たとえば緑なら緑という色が見えたとして、その緑という色の性質は心理的経験としてしか成立しない。しかも他人がその緑に自分と同じ程度の「緑らしさ」を感じるかどうかは分からない。その「緑らしさ」を他人に伝達する方法はない。徹底的に主観的な現象がクオリアである。

ロックは二次クオリティを、外在対象（モノ）に内在する特有な性質とみなした。だから、対象の性質という意味で、性質という用語を選んだのであろう。一方、クオリアは主観的な経験である。性質は性質でも、対象の性質ではなく、主観的経験の性質を指す。主観的性質だから、外在物のように量として表現することも位置として表現することもできない。ただ比喩的に、何かのような、という表現でしか表すことができない。アカと言っても、人によって赤さの感じに差がある。炎のように赤いとか、夕焼けのように赤いとか、リンゴのように赤いとか、血のように赤い、などなどと表現するしかない。この「なにかのように」という表現しかしようがないところは、いかにもその対象そのものが何か力を発揮しているように見える。炎が力を発揮して、われわれのこころに炎の赤色を生み出し、夕焼け雲が力を発揮してわれわれのこころの中に夕焼けの赤色を生み出しているように思えるではないか。しかし、そんなことはない。外在事象の力がわれわれに及ぶことはない。外在事象の持つ物理的条件の差異を、われわれが備えている感覚受容器が神経情報の差異に翻訳し、それをわれわれのこころがさらに心理経験の差異に翻訳しているのである。

クオリア経験とはいったい何なのだろうか。これこそは先に述べた「情報処理様式特異性経験」そのものである。つまり感覚性感情にほかならない。色合いの「感じ」や、明るさの「感じ」や、かたちが「見える」などという経験はすべて、神経情報が網膜から大脳視覚野に至る視覚処理系を経過してきたことの主観的表現である。同じように音色（おんしょく）や、声音（こわね）などという表現で表されるそれぞれの個別的な音に特有な「感じ」は、まったく同じように内耳の蝸牛管から脳幹を経て大脳聴覚野に至る聴覚情報処理系を経過してきたことの主観的経験なのである。「見えている」と感じるのであり、「聞こえている」と感じるのである。触覚でも味覚でも嗅覚でも、それぞれ特有の受容器を介して、神経情報が作り出され、その神経情報が大脳へと上昇しつつ、さまざまに処理されてゆく。そして大脳に至って、最終的に「触っている・触られている」という主観的感覚が作り出される。あるいは「味がする・匂いがする」という感じが作り出される。そしてこの「情報処理様式特異性経験」がさらに分化すると、視覚性経験の場合、「見える・見えない」から始まって、明るさ、色合い、方向、位置などという視覚性特有の多様な感覚へと精緻化されてゆく。聴覚性経験だと、「聞こえる・聞こえない」から始まって、強さや音色や静かさなど多様なニュアンスを感じるようになる。

ロックが二次クオリティと呼んで、対象が主体におよぼす力とみなしたものは、実は対象内在の性質ではなく、主体そのものの対象受容の様式、すなわち受容器段階ですでに分担が異なっている、神経情報処理の違いが生み出す主観的経験である。耳から入るものは「聞こえる・聞こえない」という経験しか生まないし、目から入るものは「見える・見えない」という経験しか生まない。この歴然とした受容（感覚）経験の差の主観的表現がクオリアである。まず様式経験（情報処理様式特異性経験ではあまりに長いので省略する）が立ち上がり、それぞれの様式経験の中で、さまざまなクオリアが分化する。

視覚性クオリアに限ると、色彩の質の経験だけが、いつもクオリアの例に挙げられるが、決して色質の経験だけがクオリアではない。網膜に特定の色覚細胞を欠いた人は色の経験が異なるものになる。ではこの人たちはクオリアを経験しないのか、というとそんな馬鹿なことはない。自己のもつ色彩弁別能力の中でさまざまなクオリアを経験する。対象の色だけでなく、対象の明るさの感じ、あるいは遠近の感じ、あるいは位置の感じなど、さまざまな視覚的特性があいまいなままクオリア的なものとして経験される。

視覚失認という病態では多様な視覚異常が経験される。形は見えないが、だいたいは見える。色もはっきりはしないが、だいたいはわかる。だが、名前をつけろ、区別しろといわれると混乱してさっぱりわからなくなる。遠いものと近いものはだいたいはわかるが、もっと正確にとなると、わけがわからなくなる。こんな場合、本人が経験しているのは漠然とした視覚性様式経験であって、対象は未分化の段階に留まっている。見えているかと問われれば、見えていないと答えざるをえないが、見えていないかと問われれば、まったく見えていないということでもない。本人すら正確に自分の視覚経験を表現することはできない。その経験は漠然とし、つかみようがない。

この事実は視覚性様式経験（視覚性感情）はなんとか成立しているが、それ以上の内容は経験されにくくなっている、と考えると理解できる。粗大な感覚感情だけが立ち上がり、それ以上精緻化されない状態に留まっているのである。

クオリアの融合──共感覚

情動性感情はこころ全体に瀰漫《びまん》する経験で、感覚性感情はひとつの処理様式に限局する経験である。しかしこの処理様式限局性感情は、時に処理様式をはみ出して他の様式に重なってしまうことがある。共感覚〈synesthesia〉と呼ばれる。様式氾濫性感情とでも呼ぶことが出来よう。共感覚では、見たものに聞いた感じが重なり、聞いたものに見た感じが重なる。主観的表現だと、見えたものに聞こえの感情がくっつき、聞こえたものに見えの感情がくっつく。あるいは聞こえたものが触りの感覚に重なり、味の感覚につながる。一つの処理様式を介して入ってきた情報が他の感覚処理様式に随伴する感情を呼び起こすのである。

たぶんもっとも有名なのはルリアというソ連（当時）の神経心理学者が報告したSという人物の経験であろう。この人は超記憶能力を持つ人で、自分ではなんとも思っていなかったのだが、勤め先の上司が彼の能力に気づく。たびたび指摘されるうちに、自分でも不思議になり、自分の記憶能力を調べてほしい、と自らルリアの研究室を訪ねてゆく（Luria, 1976）。

Sの記憶は天井知らずで、ルリアは最後にはこの人の記憶能力の限界を調べるのをあきらめてしまい、Sがどうして自分の記憶を忘れるのか、どうして記憶を消しているのかという問題に研究テーマを切り替えたという。この超記憶能力者の記憶戦略に、実は共感覚がからんでいるのである。

共感覚能力は幼児からのものだったらしい。二歳か三歳の頃、ヘブライ語のお祈りを教えられた（彼はユダヤ人）。言葉の意味はわからなかったが、それらの単語がふわっとした湯気に、あるいは水のはね上がりに見えたという。

あるいは、ベルが鳴ると、小さい丸いものが眼の前を転がり、指がロープのような何かごわごわしたものを感じ、ついで塩水の味がし、何か白いものが見えたという（同書 p. 81.）。

ルリアは彼を相手に実験もしている。

たとえば、彼に三〇ヘルツ一〇〇デシベルの音を聞かせると、彼は音を聞くだけでなく、古びて曇った銀色をした一二〜一五センチ幅の帯状のものを見る。この帯がだんだん細くなって後退し、鋼のように光るモノに変化する。ついでその音が夕暮れ時に見るような色になり、その銀色の輝きのため、音が眼をくらませる。

五〇ヘルツ一〇〇デシベルの音では、暗い背景に茶色の帯が見え、その帯から赤い舌が出る。味も感じ、甘酸っぱいボルシチのようでその味が舌いっぱいに広がる。

一〇〇ヘルツ一八六デシベルの音では、中央が赤っぽいオレンジ色をした幅の広い帯が見え、中央から周辺へ少しずつ色調が弱まってゆく。端はピンク色をしている。

このように、彼は音を「見る」。決して何か記憶にある既知のかたちが見えるのではなく、独特のかたち、独特の色を経験する。あるいは独特の味を感じる。聴覚系に固有の処理経験（聴覚クオリア）を立ち上げるはずの刺激が、聴覚様式をはみ出して、視覚処理様式を働かせる。あるいは味覚処理様式を働かせるのである。彼はこの共感覚を利用して、まったく意味のない単語列を記憶することができたという。

Sの共感覚は生まれつきだが、薬物でも共感覚経験が起こることが知られている。たとえば、メスカリン。メスカリンはサボテンからとれる物質で、幻覚発現作用がある。

メスカリンを飲むと、ドアをノックする音が空中に点々と散らばる色に見えたり、時計の音が空中に赤い斑点が作るパターンに見えたりする。イギリスの精神医学の教科書に客観的思考の訓練を積んだ科学者の、メスカリン経験が引用されている（Mayer-Gross, 1969）。

すなわち、彼は自分の経験をこう述べている。「みんなは音は聞えるもの、顔は見えるものと信じているだろうが、そんなことはない。すべてはひとつである。私には（皮膚の）ひっかきが聞こえる。それも大きなトランペットの音として聞こえる。私は格子細工なのだ。見えることは聞こえることだ。匂いは思考である。私は音楽である。私は格子縞だ。これは比喩ではない。私はそう知覚する。私はトランペットの音を触り、見、味わい、嗅ぐ。私自身が音なのだ。すべては明晰で、完全に確実である」。ここでは、触覚、聴覚、視覚、それに嗅覚に属するはずのクオリアが、すべて一斉に経験されている。

最近だと、『共感覚者の驚くべき日常』に、著者シトーウイックの共感覚研究の発端となった、ひとりの芸術家との出会いが印象深く描かれている（リチャード・E・シトーウィック著、山下篤子訳、草思社、二〇〇二）。

この芸術家は夕食に招待した著者を相手に、ローストチキンのソースをかき混ぜていたが、「おっと、チキンのとがりが足りないな」と口をすべらせる。チキンの味をとがった形にしたかったのだが、うまくいかなかったというのである。また、「強い味のものを食べると、感覚が腕をつたって指先までいく。そして、重さとか、質感とか、温かいとか、冷たいとか、そういうことをみんな感じる。実際に何かをつかんでいる感じがするんだ」とも言っている。味覚が触覚として感じられるのである。余談だがシトーウィックはなんと四二人もの共感覚者を調べている。

われわれは、聞くといえば耳から入ることを意味し、見るといえば眼から入ることを意味していると信じているが、眼から聞くことも、耳から見ることもあるらしい。当然、言葉では表現できない経験である。お互い分離しているように見える感覚性感情が、実は底の底ではつながったひとつの感情であることを強く示唆している。

逆に共感覚能力が脳損傷の結果、消失してしまうこともある。

米国の神経科医サックスがある脳損傷患者の経験をエッセイにしている。この人はプロの画家で、共感覚能力を持っていた。違う音はすべて違う色に見え、音楽は常に豊富な色彩の饗宴であった。しかし、交通事故で脳を損傷し、色覚を失い、色を作り出すことができなくなってしまう（大脳性色覚障害）。同時に、共感覚の経験も消滅してしまった。「彼の内部の『色オルガン』が働きを止めたため、音楽から視覚が消えてしまった。色の相棒が消えてしまって、彼の音楽経験はひどくやせこけてしまった」のである（Sacks, 1995）。

共感覚は正常な脳の働きの表現であることを示唆する報告である。誰にでも経験できないのは、成長の過程で急速に使われなくなってしまう、ということかも知れない。

（二）　痛み——情動性感情と感覚性感情の接点

クオリアの代表選手

痛みほど主観性の強い経験はなく、クオリアの代表選手としてよく持ち出される。たとえば、先にクオリアの定義を引用した『ペンギン哲学事典』は、クオリアの例として、痛みの侵害性、緑の色合い、音の大きさなどと、痛みを第一に挙げている。（*Penguin Dictionary of Philosophy*）。

痛みは本人にしかわからない。いくら本人が痛みを訴えても、隣の人は痛くない。毎日の診療で毎日痛みを訴えられ、毎日痛みと向き合っている痛みの専門医であっても、その痛みを経験することはできない。どんな風に痛いのですかと聞かれても、当の本人すら答えにつまる。とにかく痛いのです、ということになる。痛みの感覚、まさに性質だが、この性質は千差万別で言葉に表せない。ちくちくする、ずきずきする、ずんずんする、がんがんする、じーと焼ける、締め付けられる、重石をのせられている、びりっとくる、ハンマーで叩かれる、などさまざまな表現が用いられるが、しょせんなにかのたとえである。痛みの質をなんとか言葉に取り出そうとするが、もどかしさが先にたつ。

痛みは未分化な感覚である。痛みの未分化性を最初に指摘したのはヘッドとリバースという二人のイギリスの神経学者であった。ヘッドはなんと自分の撓骨神経表在枝（感覚神経）を切断して、その時の感覚変化とその経過を延々と記録した。この経験に基づいて、彼らは皮膚から入ってくる表在性の感覚（触覚、温度覚、痛覚など）を識別性感覚と原始感覚に分けた。相手に触られた部位を正しく定めたり、触られた部位が一箇所であったか二箇所であったかを区別したり、熱さや冷たさの差を区別する力が識別性感覚で、痛いとか熱いとかは感じるものの、どこが痛いのかどこが熱いのかはわからず、ある拡がりとしてしか感じられないのが原始感覚である(Head and Rivers, 1905)。ヘッドとリバースは原始感覚の特徴を「意識に質的な変化を引き起こすことができるが、広がり以外の量的な変化を引き起こすことができない感覚」とうまく定義している。

痛み感覚の本来の役割としては、たぶん個体の非常事態を知らせればそれで十分なので、痛みの原因をなす事象内容の正確さを告げる必要はないのであろう。

痛みは皮膚からの経験としてばかりでなく、内臓を介しても経験される。皮膚からの痛みはその局所性や性質をなお識別しやすいが、内臓からくる痛みとなると、本人の経験はきわめて曖昧なものになってしまう。腹痛はその原因が内臓にあることを漠然と告げるだけで、胃から来るとも、小腸からくるとも、肝臓からくるとも、脾臓からくるとも教えてはくれない。痛いのは痛いが、どこがどう痛いのかをはっきりさせることはできない。原因の発見は医者にお任せということになる。

心臓の痛みは背中からくると感じられたり、腕からくると感じられたりする。医学で関連痛と呼ばれている現象である。それも、痛みであったり、表現できない不快感であったりする。このような曖昧さは、痛みの発生源を出る情報が未分化で、クオリア以上の知覚水準へ上げようのないものであることを教えている。

慢性的な痛みには、本人は生活できないほど苦しめられているのに、病因が発見できず、当然治療法も発見できず、長年月にわたって持続するものすらある。いろいろと痛みは厄介なのである。

痛覚という未分化感情

五官が生成するクオリアと痛みのクオリアの違いは何だろう。

視覚受容器経由のクオリアは視覚性を特徴とし、聴覚受容器経由のクオリアは聴覚性を特徴とする。ところが痛覚性「クオリア」は様式特異性を持つようで実は持っていない。五官を入る感覚も、入ってくる情報がある閾値を越えてしまうと、内容は知覚できなくなり、痛みだけが感じられる。強い光は痛いし、強い音も痛い。大きな音だけでなく、高い音も痛い。臭みも強くなると痛みになる。味も同じで、辛さが昂じると、口全体に痛さが広がる。痛覚受容器だけが痛覚を受容する、という単純な生理学では理解できない性質が痛覚性クオリアには認められる。痛みには共感覚に似た、様式汎濫性が存在する。

わたしは痛みをクオリアの例として色や味と同列に並べるのは少しまずいのではないかと思っている。様式特異性経験と様式汎濫性経験とは区別しておきたい。様式特異性クオリアはわれわれに、たとえば、視覚性情報と聴覚性情報の質の違い、触覚情報と味覚情報の質の違いを確かなものとして経験させる。もっといえば、様式特異性クオリアは対象の認識作用の第一段階なのである。情報内容の弁別の基盤をなす経験である。哲学者のラッセルはクオリアを感覚データ〈sense-data〉と呼んだが、彼の感覚データの例には痛覚は挙げられていない。クオリアを知覚の建築材料と捕えているからである（Russel, 1912）。

一方、痛覚は身体への危険の侵入、あるいは身体の恒常性からの逸脱を表現する。恒常性が保たれているときはあまり信号性を発揮しないが、恒常性に異変が起こると、その異変を知らせてくれる。様式特異性クオリアは対象弁別に向かうが、痛覚は行動に向かう。侵害刺激を避けるとか、取り除くとか、受けた傷を修復するとかとにかくなんらかの行動を起こそうとする。

つまり、感覚データとして捉えられる様式特異性クオリアと違って、痛覚経験は身体性と未分化性が特徴で、情動性感情に連続する経験である。痛みがはっきり限局し、はっきりした性質を持つ場合（たとえば、指を針で突いた場合）は痛覚という様式限定性クオリアを持つが、内臓起源で侵害部位がはっきりさせられない場合は、弁別性は低下し、その分、痛覚処理系という様式特異性性質はあいまいになり、情動性感情の要因が強くなる。

遠く、アリストテレスは、痛みは情動だと言っていたそうである（Melzack, 1973）。こういう考え方はほかにもあって、たとえば、マーシャルという哲学者・心理学者は、痛覚特異感覚説はおかしいとして、「痛みは情動的性質である。つまり、すべての知覚性事象を彩るクオリアである」と主張しているそうである（Melzack, 1973）。近代に入って生理学的研究が進み、痛み受容器が発見され、痛み特異性神経線維も同定されるようになると、痛みは当然のことながら処理様式特異性機能のひとつとみなされるようになり、情動説は後退する。しかし主観的経験という側から考えるならば、痛みは情動性感情にどこかで溶け込んでゆく現象であることは明らかである。痛覚のような、自己身体環境の定常状態の変化に伴う未分化感情はほかにもあって、消化器にかかわる感覚（空腹感。摂食行動に向かう）、呼吸器にかかわる感覚（空気飢餓感。深呼吸に向かう）、循環器にかかわる感覚（脈拍の感覚など。高頻拍だと運動休止に向かう）、生殖器にかかわる感覚（性的感覚など。性行動に向かう）など、さまざまなものが含まれる。すべて、特定受容器由来の感覚としては理解しにくい感情で、原始感情あるいは非様式性感情と考えられる。これらはすべて情動性感情の原型である。

（四）　背景感情

経験の自己所属感

情動性感情と感覚性感情のほかにもう一つ性質の違う感情が存在する。誰でもが毎日経験している明々白々な感情だが、情動性感情のように身体性・内臓性、あるいは反応性が明らかでなく、感覚性感情のように五官性が明らかでもない。情動感情のように内部の揺れとしては経験されないし、感覚性感情のように外界情報処理様式に結びついてもいない。すべての経験の土台のような、あるいは支えのような意識的経験である。苦し紛れに背景感情と呼ぶことにする。情動感情がある揺れを表現しているとすれば、揺れない感情。あるいは情動感情がある身体変化や内臓変化がある閾値を越えたときに気づかれる感情だとすれば、そのような閾値性とは無縁の常在性の感情である（山鳥、二〇〇二）。

背景感情の中で、もっともわかりやすいのは現在進行中の自分の経験が自分の経験であると感じられる自己所属の感情と、過去に経験したことを思い出した時、それがすべて自分の経験したことであると感じられる自己所属の感情である。

経験の自己所属感はあまりにも当たり前の感情なので、通常それと気づかれることはない。しかし脳活動に異常が起こると、この感情が突出したり、消えたりすることがあり、その存在を垣間見ることができる。

たとえば、てんかん性精神発作の中に、今見ている風景や状況が、実際にはそんなはずはありえないにも関わらず、昔みた感じ、あるいはなにか懐かしいものに感じられるという訴えがある。ジャクソンに詳しい報告がある。患者は医師である（Jackson, 1898）。

「(私の) 発作の多くは精神的なもので、『回想の感情』である。すなわち、今現在（自分の）注意を占領しているものが以前（自分の）注意を占領したことのあるもので、よく知っているものだが、しばらく忘れられていて、今それを思い出したという感覚である。捜し求めていたものが見つかったような軽い満足感を伴っている。発作時のこの回想の感情は突然やってくる。非常に強い感情で、その時は強い満足感がある。以前思いだそうとしてうまく行かなかった記憶の穴がうずめられたような感じである。同時にその直後にはこの回想は嘘で、自分が正常な状態にないことにもうすうすと気づいている。」

この懐かしさ、つまり今の出来事が既に経験したことがあることだという感じがもっと具体的な場合もある。たとえば同じ患者は次のように述べている。

「詩を朗読している時に発作がくることがある。こんな時は、今読みつつある詩句、あるいはこれから読もうとしている詩句がなんだか前に読んだことがあるように感じられる。あるいはちょうど今思い出そうとしていた詩句のように感じられる。しかし、実際には今まで一度も読んだことも聞いたこともないのである。」

このような感じを患者本人は「recollection の感情」と呼び、ジャクソンは「reminiscence の感情」と呼んでいる。日本語だとどちらも回想になってしまい、ジャクソンのこの厳格な使い方がどのような差異を強調しているのかはわからない。現在はジャクソンの提唱した名称はあまり使われず、既視感 déjà vu あるいは既体験感 déjà vécu と呼ばれることが多い。

重要なのはこの場合、意識が失われていないことで、本人はこの経験を記憶しており、記録に残すことさえ出来る。周囲を知覚し、かつ自分の状態を反省する力を維持している状態で、感情だけが変化する。通常は追想に付随し、追想内容に過去性を与える感情が亢進して現在の新しい

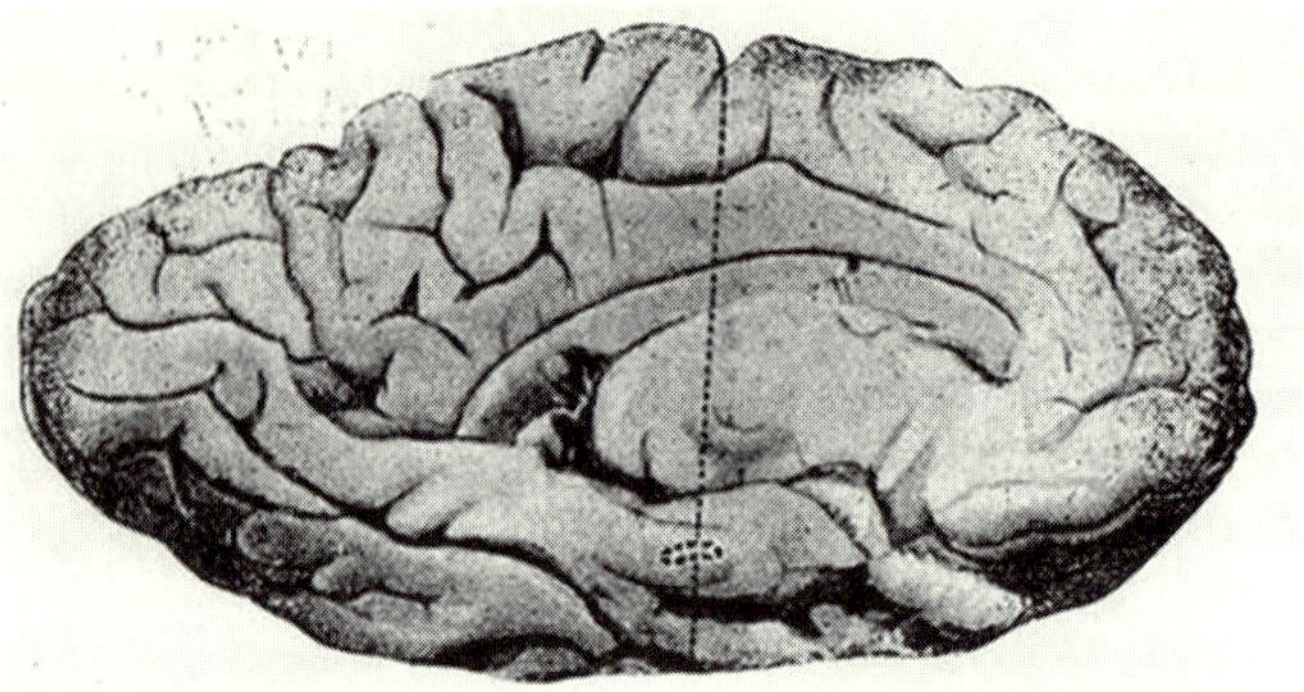

図4　回想発作を示した症例の脳とその病巣。左鉤回皮質下の軟化巣が点線の円で示してある。
(Jackson, 1898より引用)

経験をも包んでしまうのである。

この例は剖検されている。その所見によると、病巣は左大脳半球内側面の側頭葉先端に近い鉤回と呼ばれる領域の皮質下にあり、小さな軟化巣（血管がつまって出来る破壊巣）であった。（図4参照）。情動性感情発作の項で既に述べたことだが、こうした精神発作の病巣はこの例を含め、鉤回や、鉤回深部の扁桃体や、海馬などいわゆる大脳辺縁系に属する領域に認められることが多い。

逆に自分の経験が自己所属感情に裏打ちされなくなる場合もある。

たとえばカナダのスタスらの報告した例がある。この例はてんかん発作を持つ人で、過去の生活にかかわる記憶をいっさい失ってしまった。しかし、新しいことを覚える能力は残されていた。この後、この症例は過去の出来事を少しずつ思いだしたが、これらはすべて友人や家族に教えられて覚えたもので、自分が経験したことだ、という感じがまったくないと訴えている(Stuss, 1988)。

わたしにも類似の経験がある。患者は一九歳の男性で、ヘルペス脳炎に罹患した。脳炎は幸いに治癒したが、残念なことにほぼ全生活史にわたって出来事の記憶の追想が不可能になった。特に思い出せないのが高校時代から発症直前までの出来事であった。新しい出来事の記憶能力は回復し、過去の追想の障害だけが残ったのである。時間とともに高校時代の記憶もすこしずつ回復してきたように見えたが、本人は、この記憶は家族や知人との会話によって覚えたもので、自分が経験したものだという感じがないと訴えた。過去の出来事を思い出せなくなっているという自覚は強く、記憶を取り戻すため、友達に頻繁に電話をかけていた。出来事についての記憶は戻ってきているのだが、その経験が自分の経験であるという自己所属感情が欠落しているのである。脳ＭＲＩ（核磁気共鳴画像）では両側海馬とその周辺領域に萎縮が認められた。やはり大脳辺縁系との関係を強く示唆している。

心理的秩序感情

背景感情には心理的秩序感情とでも呼ぶほかないものもある。これも自己の経験を裏打ちしている感情である。ゴールドシュタインという神経心理学者は脳損傷患者がふとしたきっかけから簡単に困惑、混乱状態に陥りやすいことを見出し、破局反応〈catastrophic reaction〉と呼んだ(Goldstein, *The Organism : A holistic approach derived from pathological data in man*, 1995 初版・一九三四)。ある脳損傷患者があるテストを受けるとする。彼は問題に対し、次々と平静に答えてゆく。ある時、彼の能力を超え、まったく手に負えない課題が与えられる。すると彼は突如いらいらし始め、注意散漫となり、混乱のきわみに達する。ゴールドシュタインの言う破局反応が現れたのである。この状態に陥ると、これまで出来ていた易しい課題も同じように手に負えないものになってしまう。冷静に課題に向き合っていた態度がすべて壊れてしまう。このことをゴールドシュタインは心理過程が秩序状態から無秩序状態へ移行するのだと捉えている。秩序状態では心理的世界はある構造を保っている。無秩序状態ではこの構造が壊れてしまう。秩序状態ではわかるものはわかる。わからないものはわからない。出来るものは出来る。出来ないものは出来ないということが理解されている。無秩序状態では何がわかり、何がわからないのか、何が出来、何が出来ないのか自体がわからなくなる。

通常われわれは秩序を保った心理的状態にいる。当たり前の意識状態である。こんな時、われわれは落ち着いており、安心しており、さまざまな課題を次々とこなしていくことが出来る。これは言うなれば「落ち着きの感情」あるいは「平静の感情」である。心理構造の秩序が保たれていることの主観的経験である。この秩序の感情が過去の成功の経験に裏打ちされると、自信の感情になる。不安はこの逆で、心理構造全体の不安定化、無秩序化を代表する感情である。自分が自分の意識を制御しきれなくなった状態を表している。

ここまでさまざまに感情を考えてきた。感情は無形の心理表象であり、自分という主観的経験の基盤である。内臓や骨格筋の活動がフィードバックされ脳へ帰って来る。これらの神経活動の総体が情動感情を作り出す。目や耳など感覚器からの情報は感覚器固有の神経活動の総体を情報に付け加え、感覚性感情を作り出す。さらに情動性感情と感覚性感情の総体が「自分の経験」という特有な主観性感情を立ち上げる。この主観性感情がさまざまな経験を裏打ちすることで、経験すべてを自分の経験したこと、自分が今経験していることという感じが生み出される。これが背景感情である。

さまざまな経験を積み重ねることで、これら三種の原初的で、粗雑な感情は少しずつ、精緻化され、複雑で微妙な感情に育ってゆく。美を楽しむ感情も、崇高なものの前にへりくだる感情も、他者に対する寛容の感情も、すべては経験がわれわれの感情を練り上げて作りだしてゆくのである。

しかし、感情はあくまで無形である。感情はある種の媒質である。この媒質を介して、有形表象である心像経験が作り出される。

第三章　知の話

一　知の範囲

はじめに意識の対象になる「何か」

知は知識の知、知能の知、知覚の知、認知の知、智慧の知である。ベインによれば、思考、知能、そして認知を含む働きである。ベインはこれらの心理過程の共通特徴として、弁別〈discrimination〉、類似判断〈similarity〉、把持〈retentiveness〉の三つの能力を挙げている(Bain, 1868)。弁別の力とは、つまり差異の感覚で、この力の働きによってひとつの感覚が別の感覚と異なっていること（たとえば、Aの感覚がBより強い）を知り、あるいは二つの感覚が性質の異なったものであること（たとえば、味と匂いは違う）を知ることができる。類似判断とは、同一性の感覚である。現在のひとつの心理印象が、一定の時間をへだてた以前の心理印象と同じものだと判断出来るのはこの類似性を見出す力の働きによる。把持の力とは、つまり記憶である。この力は弁別と類似の働きに欠くことが出来ない。第一、ついで第二と、二つの心理印象が継起した場合、第一の心理印象が第二の心理印象の生起する時間まで、心理的に持続しているからこそ、第二を第一の心理印象と比較することができる。同じように、もし先行する感情が何の痕跡も残さないとしたら、現在の感情と過去の感情を同一と感じることは不可能である。記憶、学習、習慣、あるいは経験などという言葉で表されてきた心理的諸現象にはすべて把持の力が働いている。

最近の心理学では、認知をコグニションと英語のまま呼ぶことも多い。『ペンギン心理学辞典』はコグニションを「心理的行動」のすべてと定義している。そして心理的行動の例として、象徴化、洞察、期待、規則運用、心象《しんしょう》形成、信念、志向性〈intentionality〉、問題解決などを挙げている（*Penguin Dictionary of Psychology*, 1975）。

日本語で認知というと、文字通り何かを認めて知ること、すなわち知覚したものの理解という意味に取られやすい。実際にも、視覚性認知とか聴覚性認知という言い方がある。見たものを知り、聞いたものを知るという意味である。しかし、上記の心理学辞典の定義からもわかるように、コグニションは思考に重点がかかった概念である。その意味では認知という日本語はあまりよい訳とは言えない。むしろ「知」一字のほうがコグニションに近い。

知はこのようにわれわれの意識的活動のほとんどすべての領域をカバーするような働きと考えられているが、これらの働きにはもっと根本的な共通性がある。もう一度ベインにもどると、弁別とは何かを他の何かから区別することであり、類似判断とは何かを別の何かと一致させることである。把持とは何かを持ち続けることである。ということは、これらの働きの基礎に「何か」が無ければならない。はじめに光ありと同じで、はじめに意識の対象になる「何か」が無ければならない。

カタチとして捕える

前章で述べたように、この何かをわたしは心像〈mental image〉という概念で捕えている。つまり、こころに生成する多様な心像を区別したり、一致させたり、把持したりすることで、自己と世界を理解しようとするこころの働きが「知」である（山鳥、二〇〇二）。

心像とは意識が対象化できるもので、カタチとして捉えることが出来る、あるいは捕えられなくても捕えられそうな気がするものである。ただカタチと言っても、ほかに表現方法が無いのでカタチと呼んだだけであって、決して具体的な輪郭を持つものだけを指しているのではない。なにか凝集しているように思えるもの、あいまいながら注意の網にひっかけられそうに思えるもの、そういう水準でのカタチである。はっきりとは捕えられないけれども、捕えられそうに思えるものはすべて心像である。

ジェームスは繰り返し心理現象のあいまいさを指摘している。彼は意識を占めているものは思想だという。意識のすべての形態に無差別に思想という語をあててもよいとさえ言っている。意識の中に思想がつまっているというのはなんだか硬すぎるが、思想を少し軟らかく「思い」と訳せば、すんなり納得できる。われわれの意識は思いに占領されているというのである（James, 1890）。この思いとは、とりもなおさず心像ではないのか。

もう一人ジェームスと同じようなことを言った人がいる。

スイスの言語学者ソシュールである。彼は思想を定義して、「心理的にいうと、われわれの思想は、語によるその表現を無視するときは、無定形の不分明のかたまりにすぎない」と述べている。あるいは「思想は星雲のようなものであって、その中では必然的に区切られているものは一つもない」と言っている（ソシュール、一九一六）。

ソシュールは思想の心理的特徴を述べているのだが、思想を心像と置き換えても構わない。誰もが実感していることだと思うが、意識の対象（つまり心像）は本質的にあいまいである。われわれのこころには、常に何かはっきりしそうで、はっきりしないカタチが現れたり、消えたりしている。意識はこれを捕えようとするが、捕えられるとは限らない。捕えられることもあれば、逃げられることもある。

「ゆく河の流れは絶えずして、しかももとの水にあらず。よどみに浮ぶうたかたは、かつ消えかつ結びて、久しくとどまりたるためしなし」という『方丈記』の冒頭はあまりにもよく知られている。鴨長明の眺めたうたかたは客観世界を流れる河に消え結ぶうたかただが、これを主観世界に持ち込み、わがこころの内面を眺めやると、ここでは心像がかつ消えかつ結んで決して止むことがない。鴨長明の世の無常は、心像の不定常性を表す比喩としても、絶妙である。

二　さまざまな心像

さてそのあいまいな心像であるが、おおきく四つくらいに分けられよう。知覚心像、超知覚性心像、言語心像、それに記憶心像である。そもそもが主観的現象世界のあいまいな話なので、みんなどこかで重なっており、完全に分離することなど、どだい無理な話なのだが、その無理を承知の上で、便宜上この四つに整理したい。

（一）　知覚心像

大脳が視覚心像を作っている証拠

心像の中で、もっとも理解しやすいのは目から入るものである。青い空、輝く太陽、空に浮かぶ雲、大小の建物、行きかう車、点滅する交通信号、行きかう人々、横断歩道の白線、道端のごみ、電柱、電柱のビラ、電線、電線のカラスなどなど、身のまわりのありとあらゆるものが目に飛び込んでくるが、これらのものは、正確には外に無く、自分の脳が自分のこころに作り出す心像である。確実に外にあるものなのだが、脳が働かなければ決して見えない。見えるのは脳が外界を模して、そのカタチを作り出してくれるからである。たとえば、大脳の視覚領域である後頭葉という部位が両側損傷されると、まわりに存在する諸々はまったく見えなくなってしまう。視覚心像を作り出す機能が壊れてしまうためである。

さまざまな事物にはねかえされた太陽光線を眼が捕らえ、瞳孔を通して眼底深く横たわる網膜へ持ち込む。網膜の底部に密集する感覚細胞によって電気的信号に変換された情報は視神経によって大脳へ持ち込まれる。大脳がこの情報を使って再び事物の姿に戻し、われわれの意識にその精緻な活動の成果を提示する。これが視覚心像である。すなわち、われわれが見ているものは世界の模像であって本物ではない。本物は外部にある。外部にあるものを神経情報という手段で写し取り、それを材料に感情というキャンバスに模像を描き出しているのである。それも可視光線の範囲内の情報を写したものに過ぎない。この範囲を超える光情報をわれわれの網膜装置はつかまえることはできない。

大脳が心像を作っている証拠はいっぱいある。わたしの専門領域である神経心理学を例にとれば、たとえばある特定の大脳領域が壊れると、色がわからなくなる。別の領域が壊れると、部分は見えているにもかかわらず、まとまったカタチがわからなくなる。また別の領域が壊れると、今度は顔だけがわからなくなる。損傷の部位によっては、モノは見えているのにその動きがわからなくなる。あるいはモノは見えているのにその奥行きがわからなくなる。さまざまな領域がその能力のすべてを挙げて活動することで、脳は外在する客体に限りなく近い像を作り出している(山鳥、一九八五a)。

照明を強くしたり、レンズで拡大したりすると、いくらでも細部が見えるようになるため、われわれはついつい世界をそのまますこころに映しているように思ってしまうが、いくら照明を強くしても、拡大率を上げたとしても、脳が働かないとカタチを見ることはできない。自分の脳がカタチを作り、自分という主体がそれを自覚する。自分が自分の作り上げたものを経験するのである。しかも面白いことに、視覚性のカタチを経験する時、われわれはそのカタチが耳から取り入れたものでも、舌から取り入れたものでもないことを知っている。あるいはこれこれこういうものを「見ている」と信じている。この確信はカタチだけからは生まれないもので、視覚的なカタチを可能にする心理的媒質である感情（前章で述べた処理様式特異性感情。クオリア）が生み出すものである。つまり経験する視覚性のカタチには、これは視覚経由です、という感情証明がついている。視覚工場による製造保証である。

聴覚心像

聴覚心像も同じで、世の中に沸き起こっているさまざまな音波のうち、ある範囲の周波数とある範囲の音圧を、鼓膜を通して内耳にある蝸牛管という受容器が受け取り、蝸牛管に備えられている感覚細胞がこれを電気信号に変換し、その情報を聴覚神経を介して大脳へ送り込む。大脳は視覚とは別の聴覚専従の大脳領域を働かせて、聴覚心像を作り上げる。音が音として「聞こえる」のは聴覚情報処理系を通過してきたぞ、という聴覚特異性感情が自覚されるからである。この聴覚性クオリアを土台に、さまざまな聴覚性のカタチが作り出される。車の轟音も、電車の轟音も、ヒヨドリの鳴き声も、犬の吼え声も、子猫の甘え声も、通りを歩くひとたちの話し声も、テレビの声も、電話の音も、すべてそれぞれに特有の、ある聴覚的なカタチを持ったものとして経験される。視覚の場合とまったく同じで、世界の音がそのまま耳に聞こえてくるのではない。いったん内耳で電気信号に分解された情報が、大脳によって、再び耳に飛び込んできたときに近いカタチに作り上げられる。われわれはそのカタチを聞く。正しくはそのカタチを経験するのである。視覚経験とまったく同じように、大脳の聴覚領域が左右両側とも壊れると、何も聞こえなくなってしまう。前庭の蝸牛管は忠実に音波を拾い、聴神経は電気信号を正確に脳幹（聴神経の到達先）まで運び込んだとしても、聴覚性のカタチは作られなくなる。音はまわりに充満していても、こころは（音の）カタチを聞くことができない。正確には（音の）カタチを経験できなくなる。

触覚・味覚・嗅覚心像

触覚の場合だと、皮膚に接触するさまざまな機械的情報が皮膚内に分布する触覚受容器を働かせる。ここで電気信号に変換された情報が感覚神経を介して脊髄や脳幹に持ち込まれる。この神経情報が大脳に達して皮膚に接触したさまざまなカタチを再構成する。われわれが感じるのは、この再構成されたカタチである。視覚性クオリアとも聴覚性クオリアとも違い、触覚性という質をもつカタチである。公園で思わず犬の糞を踏んでしまった感触、万年筆の手触り、手の切れそうな新しい紙幣の感触、温かい味噌汁椀の感触、すべてあるカタチを持っている。この触覚性のカタチは視覚性のカタチに慣らされた意識には、何かカタチとは違うもののように感じられる。だから感触などという言葉が使われる。正確に言えば、犬の糞の触覚性のカタチ、万年筆の触覚性のカタチなどということになる。大脳が触覚性心像を作り出し、それをわれわれが経験する。大脳の体性感覚野が破壊されると、損傷と反対側の皮膚が受け取る触覚情報はカタチにまとめられなくなる。熱い、冷たい、触られた、痛いなどと要素的な感覚は保たれるが、心像は形成できなくなる。

味覚は舌の粘膜と、舌根周辺の咽頭部に存在する味蕾（みらい）と呼ばれる受容器で受け取られる。受容器は食物に含まれる化学物質に反応し、その変化が味蕾を包むように存在する感覚神経に伝えられる。この電気信号は一部は舌咽神経という神経束に混じって脳幹へ向かう。一部は別の束となって顔面神経に混じりながらやはり脳幹へ向かう。さらに一部は迷走神経に混じる。三つに分かれて中枢に向かった味覚神経は延髄に入ると、ひとつの神経核に集まる。この神経核を出た神経は複雑な経路を取りながら大脳に達する。味はカタチを作っているだろうか。われわれは味をさまざまに区別する。もっとも単純には塩辛い、辛い、甘い、あるいは酸っぱいなどということになろうが、いくらでも複雑な味を区別することができる。知らない料理を口にして、ごぼうが入っているとかふきが入っている、などとさまざまな味を拾い出す。味噌汁の味にも、これはおふくろの味だとか、これはだれそれの味だとか、さまざまな味を区別する。さまざまな味を区別することができるのは、味があるパターン（つまりカタチ）を作り出しているからである。視覚が提示する輪郭のように常識的な意味でのカタチとは似て非なるものだが、やはりカタチである。もし万一その情報が視覚情報に翻訳されるならば、尖ったとか丸いとかいう表現になる（リチャード・E・シトーウイック著、山下篤子訳『共感覚者の驚くべき日常』草思社、二〇〇二）。

ニオイ感覚のもととなる化学物質は鼻孔中央にある鼻中隔という隔壁とそれに向かい合う鼻孔の上部、嗅部と呼ばれる狭い領域の粘膜に分布する受容器（嗅細胞）によって受け取られる。嗅細胞の末端部は段々と細くなり、その細い末端部が伸びて、束となり、感覚神経（嗅神経）を作る。つまり他の感覚と違って嗅覚では、感覚受容器と神経が分離せず、感覚神経の末端がそのまま受容器として働く。嗅覚神経は鼻孔上部で頭蓋骨を突き抜け、嗅球という構造に入る。嗅球で神経を変え、前頭葉底面を後方へ走り、直接大脳に入る。視覚、聴覚、触覚および味覚の神経は、視床という大脳中心部に位置する大きな神経核に終わる。ここを出る別の神経が大脳皮質へ受容器からの情報を伝える。ところが嗅覚神経の経路は少し変わっていて、視床を通ることなく直接大脳皮質に到達する。この違いはニオイが発生学的に古い感覚であることと関係する。実際魚類や両生類では大脳より嗅脳のほうがずっと大きい。

ニオイは発生的に古い感覚だけあって、ヒトではかなり退化している。ニオイを表現する語彙もそんなに多くない。わたしなど、におう、いいにおい、くさい、くらいしか表現力がない。相当恥ずかしい能力だが、それでも散歩をしていて沈丁花《じんちょうげ》や木犀《もくせい》くらいなら香りでわかる。浜へ下りてゆけば、潮のニオイもわかる。焦げるニオイもよくわかる。電車に乗り合わせた隣席の人からたまに湧き上がる失敗のニオイにもよく気がつく方である。酔っ払いの吐く息は嫌いである。キッチンから漂ってくるものは気分をよくしてくれる。何を作っているのかただちに当てられないのが情けないが、うん、これはあれや、くらいの区別はつく。なぜ区別が出来るかといえば、それぞれの刺激に対応してそれぞれ特有の心理的パターン、つまりカタチが作り出され、そのカタチを別々のものとして、こころが捕えるからである。すべて異なるニオイはすべて異なる嗅覚パターン（カタチ）を作り出す。興味や関心がなければこれらの差異は意識されないが、興味さえあれば、これらはすべて区別できる。嗅覚クオリアを土台に、バラの香りならバラの香りという嗅覚処理様式に特有な心像が立ち上げられる。

運動覚

視覚・聴覚・触覚・嗅覚・味覚は昔から五感と呼ばれている。しかしわれわれには実はもうひとつ重要な感覚がある。運動覚である。固有感覚とも呼ばれる（Sherrington, 1906）。当たり前のことだが、われわれは自分の手や足を意図に合わせて自由に使うことができる。ある動作をするには、その動作の開始前の筋肉の緊張度と姿勢を知っておかなければならない。水の入った紙コップを持とうとすれば、指を紙コップの大きさにあらかじめ広げ、しかも紙コップがつぶれないようにやわらかな力でつかまなければならない。このためには紙コップをつかむ前の手の筋肉の緊張度と手の姿勢（各指の位置）を知っておかなければならない。ものすごく複雑なことだが、われわれはちゃんとわかっていて、スムーズにこうした動作を遂行する。これは筋固有感覚と呼ばれる知覚の働きのおかげである。手や足がどこにあるか、どれくらいの緊張状態にあるか、どんな姿勢を取っているかを知覚する能力である。動作スタート直前の手足の状態がわからないと、動作時に手足がどのような軌跡を描くかはわからない。この感覚は筋肉および筋肉の付着する関節に発する神経情報から作り出される。身体各部から大脳に入る固有感覚は身体全体のまとまった運動の感覚を作り出す。この感覚がそのときそのときの姿勢の感覚（身体図式と呼ばれる）を作り出す。身体図式は一種の空間感覚、自己身体がどのような形で空間を占拠しているかという感覚だが、この感覚はしばしば自己身体に付属する非肉体性物質をも巻き込んでしまう。着飾った女性が狭い空間を、衣服をひっかけずにするりとすり抜けられるのは、衣服のはしばしまで身体図式感覚が広がっているからである。あるいは慣れたドライバーがギリギリのスペースに車を滑り込ませることができるのも、車の外縁まで、自分の身体図式感覚が拡大しているからである。運動覚が作り出す運動性心像はやはり自分の動き、自分の姿勢という、それ以上には分割できない固有の感じ（運動覚特異性感情）を伴っている。

このように、心像、つまりこころが立ち上げるカタチは感覚処理様式によって異なっている。形とか像とか呼ぶと、視覚が作り出すカタチや触覚が作り出すカタチのように外在世界のカタチと同じ、空間的輪郭を持つ対象という意味に取られてしまう危険があるが、心理的なカタチは空間的輪郭に限らない。聴覚、味覚、嗅覚、さらには運動覚のように視覚的比喩が適用できない感覚もカタチを作り出す。そしてわれわれはそのカタチを経験する。これらの心像にはそれぞれの感覚特異性感情が裏打ちされ、その入力様式つまり履歴を明らかにしている。

(二)　超知覚性心像

共通感覚

中世ヨーロッパに流布した図に、頭蓋の上部を前後に帯状に切り開き、脳を露出させているものがある。この露出部分に描かれた帯状の脳は内部に部屋、すなわち脳室を持ち、脳室はさらに前、中、後の三つの部屋に分かれている。前室の先端部は、眼、耳、鼻、舌と線で結ばれている。この部分にはラテン語で共通感覚〈sensus communis〉という説明が入っている。ここへ四つの線が集中し、共通の感覚が誕生する、というわけである。ついでこの共通感覚が概念や想像を生む。前室で生まれた概念や想像は虫部と呼ばれる関門を通って、中室に入る。ここには思考と判断が住む。後室は記憶の部屋である（McHenry and Denny-Brown, 1969）。（図5参照）

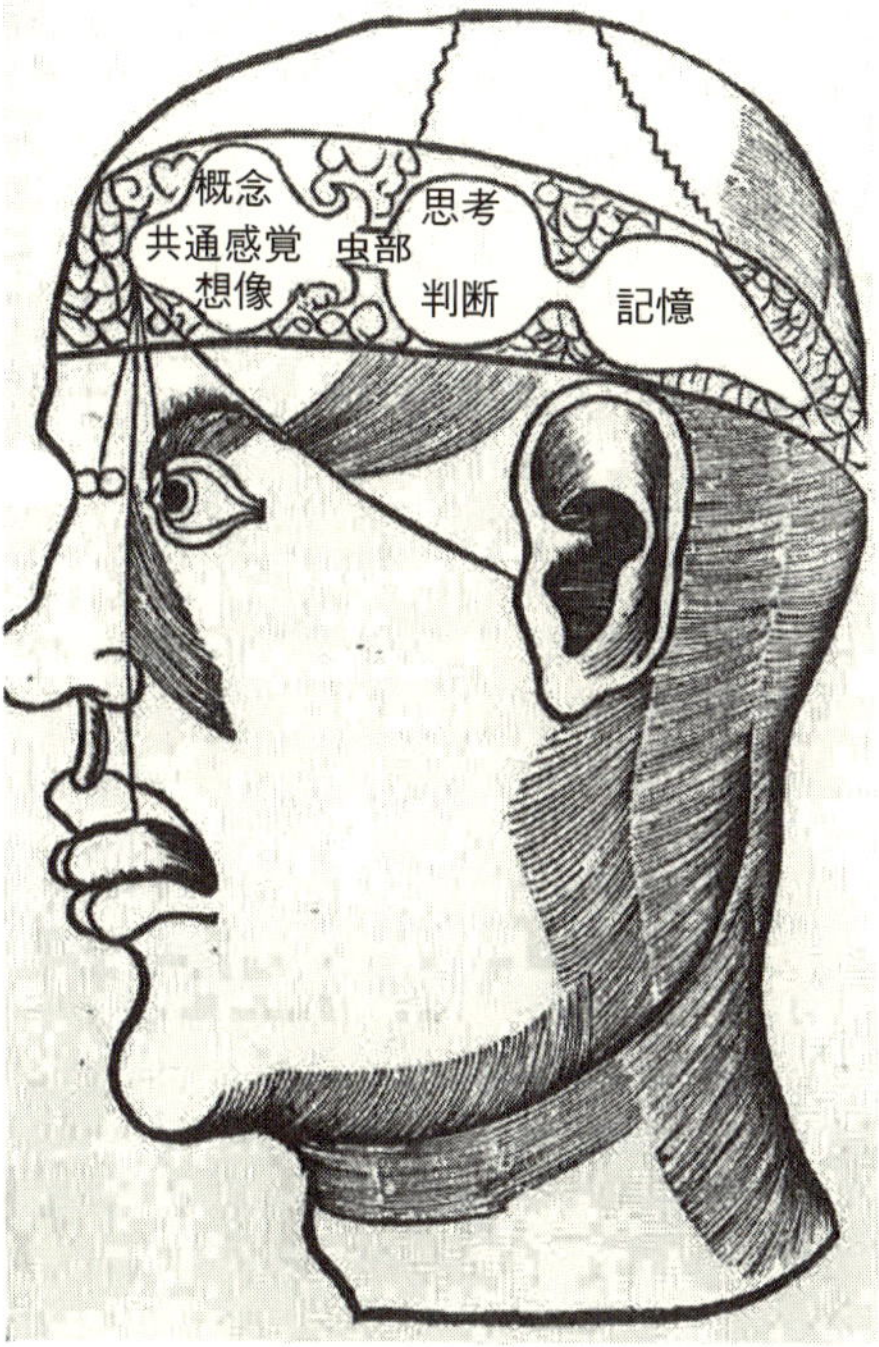

図5　中世ヨーロッパで普及していた3脳室の図。(McHenry and Denny-Brown, 1969より引用)

因みにこの図はライシュ（1467–1525）という学者が一五一二年に出版した百科全書に出ているものだそうである。彼はドイツ、フライブルグの修道院の院長で、神聖ローマ帝国皇帝マキシミリアン一世（1493–1519）の聴罪司祭だったという。

当時、共通感覚は二つの意味を持っていたようである。ひとつは現在の常識（コモンセンス）に通じる意味で、たとえばデカルトは『方法序説』の冒頭でコモンセンスを、正しく判断し真実と虚偽とを見分ける能力であると述べている（Descartes, *Discourse on Method and Related Writings*, Penguin Books, 1999）。もうひとつはこの図のように五感が集まる脳部位という意味である。やはりデカルトは「知を真実へ導くための法則」の中で、コモンセンスを脳室の一領域として考察を進めている（同書、pp. 151–164）。

デカルトによると、すべての感官（感覚受容器）は受動的に感覚を受け取る。それはたとえば、蠟が印判から印影を受けるのと同じである。蠟の表面が印判によって変形させられるのとまったく同じように、感覚する身体部分（感官）の外形は対象（モノ。実体ある外在物）によって変形させられる。感官がモノによって変形させられると、この変化は身体の別の部位、すなわちコモンセンスにも同時に受け取られる。どうやってコモンセンスに達するかという説明はあっさりしている。身体はひとつながりだからだというのである。字を書こうとしてペン先を動かすと、動きはペン先だけに起るのではない。ペンの根元も同じように動く。それと同じだという。さて、感官に押捺されたモノのカタチは、脳室のコモンセンスを変形させる。すると今度は、コモンセンスがファンタジア（概念）の中に、このモノのカタチを作り出す。ここでも蠟と印判のメカニズムが働く。コモンセンスという印判がファンタジアという蠟を押して新しい印影を作り出すのである。脳室前方のコモンセンス領域に視覚受容器、聴覚受容器、嗅覚受容器、味覚受容器などに押し付けられたモノのカタチが伝わり、コモンセンスが脳室のファンタジアを働かせて、心理的なカタチを作るという流れである。

この脳室図は現代の神経生理学に照らしてみれば、荒唐無稽なものだが、精神の活動を順序だてて捕えようとしている点、それなりによく考えられている。神経情報が脳へ入っても、そのままでは心理現象にはならない。心理現象になるには、ある変換が繰り返される必要があることがよく理解されている。特にコモンセンスという考えが面白い。さまざまな感官情報がコモンセンスでなんらかの心理的なカタチに変換され、このカタチがさらに、概念に変換されると主張しているのである。

話を本題に戻すと、前項で考察したように、視覚情報は脳で知覚性視覚心像に変換されるが、視覚クオリアは保持し続ける。聴覚情報も聴覚性心像に変換されるが、聴覚クオリアは保持し続

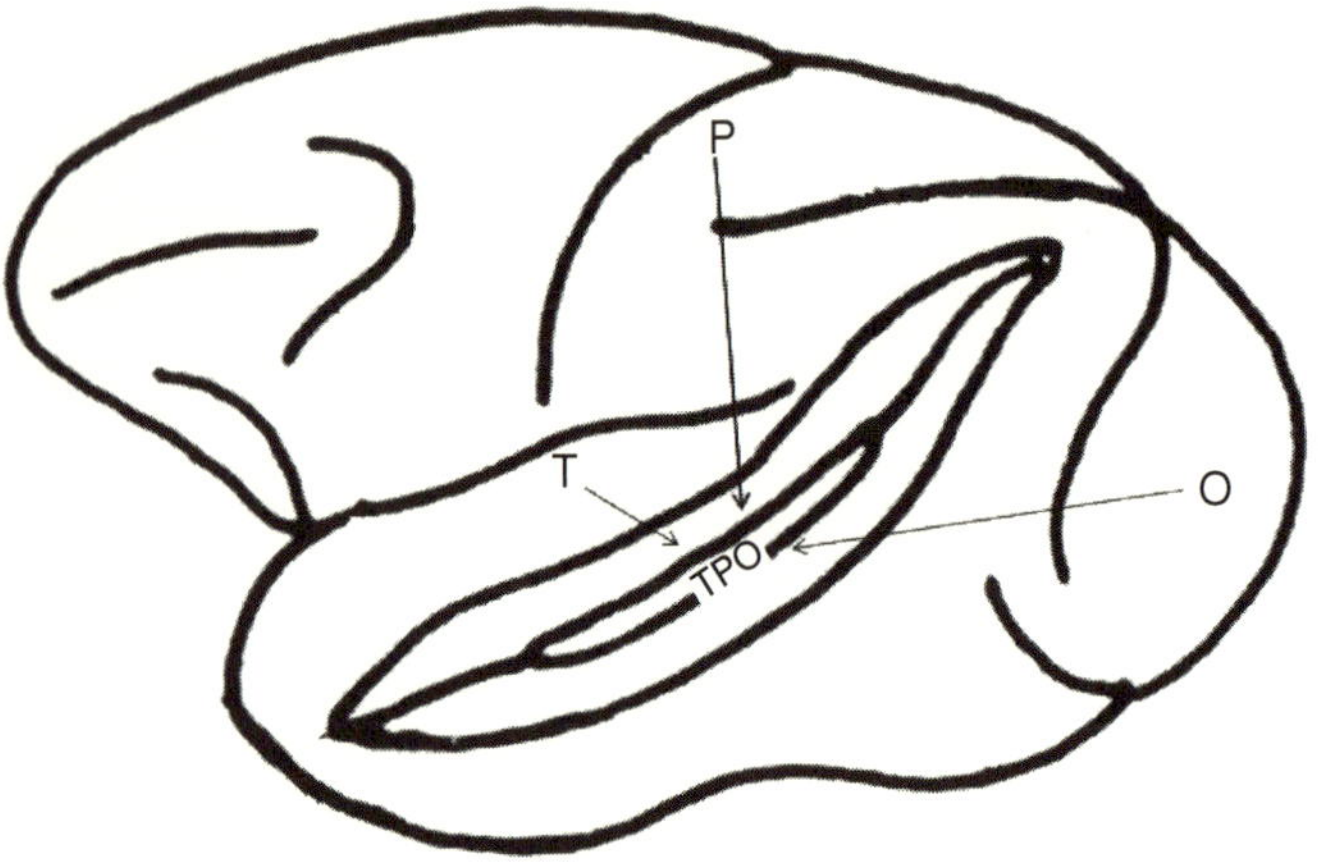

図6　サル大脳において各種知覚神経情報が共通の領域へ収斂してゆくことを示す図。(Seltzer and Pandya, 1994から引用。詳細は本文参照)

ける。それぞれの感官情報はすべて心理表現（主観的心像）に変換されるというその一点では、共通性を持つに至るが、視覚性、聴覚性、触覚性などの感覚性クオリアは残されている。

各知覚心像がその感覚性を脱ぎさって、本当に共通の心像になるためには、もう一段階、脳の処理過程を上昇しなければならない。ライシュ脳室図に無理に対応させるとすれば、この段階はコモンセンスではなく、ファンタジアの段階に相当する。

高次情報処理領域

図6をみてほしい。これはアメリカのセルツアーとパンディヤという神経学者

によるサルの大脳皮質のニューロンネットワークに関する図のうち、一番簡単なものを借用して、その上にわたしが勝手に簡略化した記号と矢印を書き込んだものである。この図では、脳が後方で斜めに切り開かれて、割れたざくろのような形をしている。上側頭溝という領域を押し広げて示したもので、通常の状態では表面からは隠れていて見えない。この部位はちょうど頭頂葉（P）、後頭葉（O）、側頭葉（T）の中間に位置している。頭頂葉には触覚情報の一次受容野、後頭葉には視覚の一次受容野、側頭葉には聴覚の一次受容野が存在する。一次受容野に存在するニューロンはそれぞれの受容野に特有の感覚刺激にしか反応しない。すなわち、視覚受容野のニューロンは視覚刺激にしか反応しないし、触覚受容野のニューロンは触覚刺激にしか反応せず、聴覚受容野のニューロンは聴覚刺激にしか反応しない。ところがＴＰＯと記された領域には、二つの異種感覚刺激に反応するタイプのニューロンや、三つの異種感覚刺激に反応するタイプのニューロンが存在する。ひとつのニューロンが複数の異種様式感覚刺激に反応するのである。(Seltzer and Pandya, 1994)。

ひとつの感覚情報処理を超えたこうした高次情報処理領域はヒトの場合、サルより遥かに広大になる。

図7を見てほしい。これは、米国のヤコブレフという神経解剖学の大家が作った、ヒトの大脳

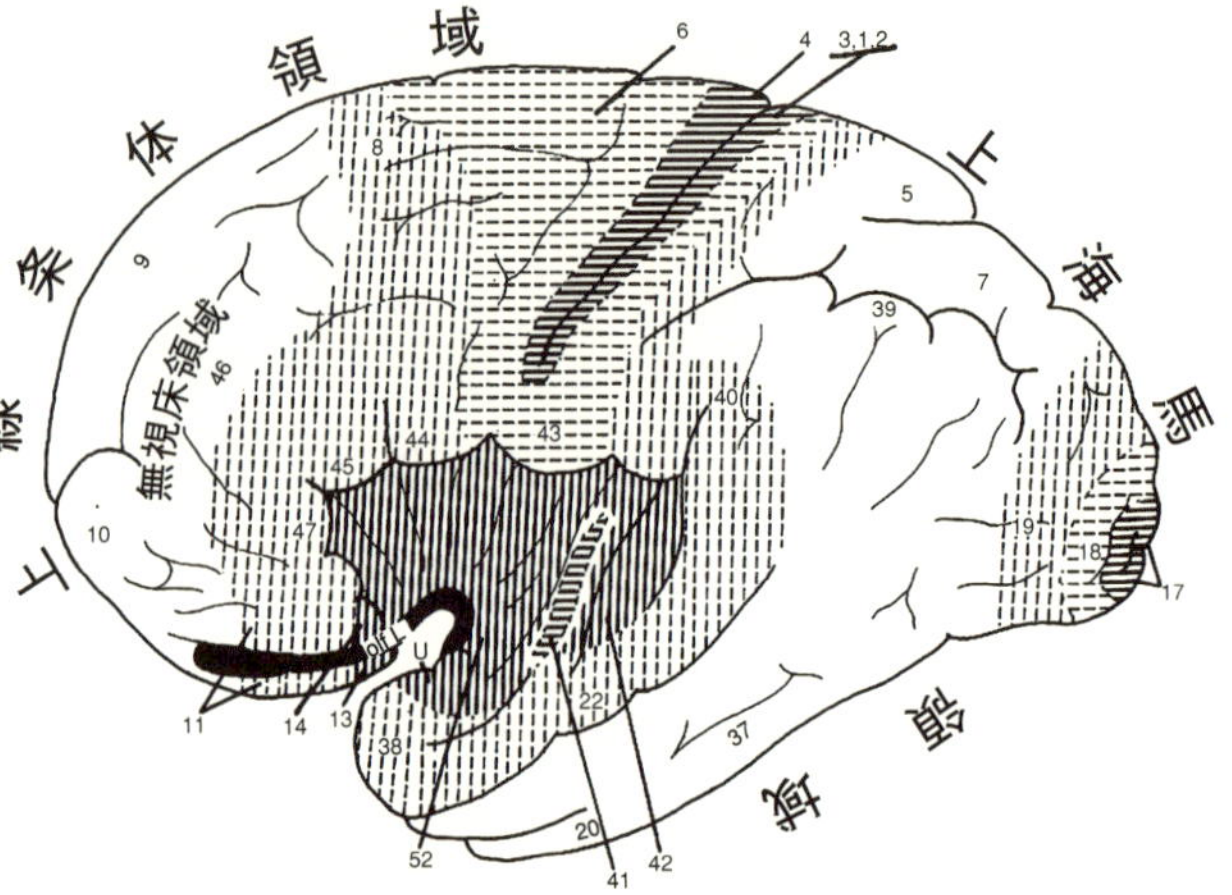

図7　細胞構築の違いによるヒトの大脳領域図。(Yakovlew, 1969より引用)

皮質の部位による細胞構造の違いを表した図である。脳につけられている番号はドイツのブロードマンという学者による領域名である。たとえば、中央部の3、1、2という番号が振ってある部位は太い横線で表してある。機能的には触覚など体性感覚情報が受け取られる領域で、頭頂葉の最前方にあたる。大脳最後方には17という部位がある。3、1、2と同じく太い横線で示されている。この部位は後頭葉の後端にあたる。視覚情報の大脳への入口である。中央下部の41という領域も太い横線がつけられている。側頭葉の上後方に位置し、聴覚情報の大脳への入口である。すなわちこれらの太い横線領域は、脳へ流入してきた各感官性神経情報が最初に到着する場所で、細胞構築的に共通の構造を持っている。

領域3、1、2につながる後方領域には細い水平性破線で示された部位があり、さらにその右には、細い垂直性破線をつけられた部位がある。この二つの領域は体性感覚情報に特異的に関わるが、その関わり方は細胞構築の違いに合わせ、少しずつ異なっている。神経生理学では3、1、2を体性感覚野、あるいは体性感覚一次領域、その後方の二つの領域を体性感覚連合野などと呼ぶ。感覚一次野から感覚連合野へと、神経情報が伝えられ、情報の移動につれてより高度、より複雑な情報が抽出されるようになる。

領域17に眼を転じると、17の直前方には18という領域が細い水平破線で、さらに18の前方には、19という領域が同じく細い垂直破線で示されている。この領域も細胞構築の原則は体性感覚野と同じで、17野、18野、さらに19野と細胞構築のパターンが変化する。視覚情報は視覚一次野（17）から視覚連合野（18、19）へと流れ、じょじょに複雑な視覚情報が抽出されてゆく。視覚領域はこの図に示されているよりはるかに広いが、ほとんどが内側面に存在するため、表面からは見えない。

領域41はこの図では分かりにくいが、側頭葉の上面に位置する。その後方には、体性感覚野、視覚野と同じく細い水平波線領域がほしいところだが、描いてない。確実なデータが取れていなかったからであろう。41後方の太い縦線領域42は聴覚連合野と考えられる。細い水平波線領域は

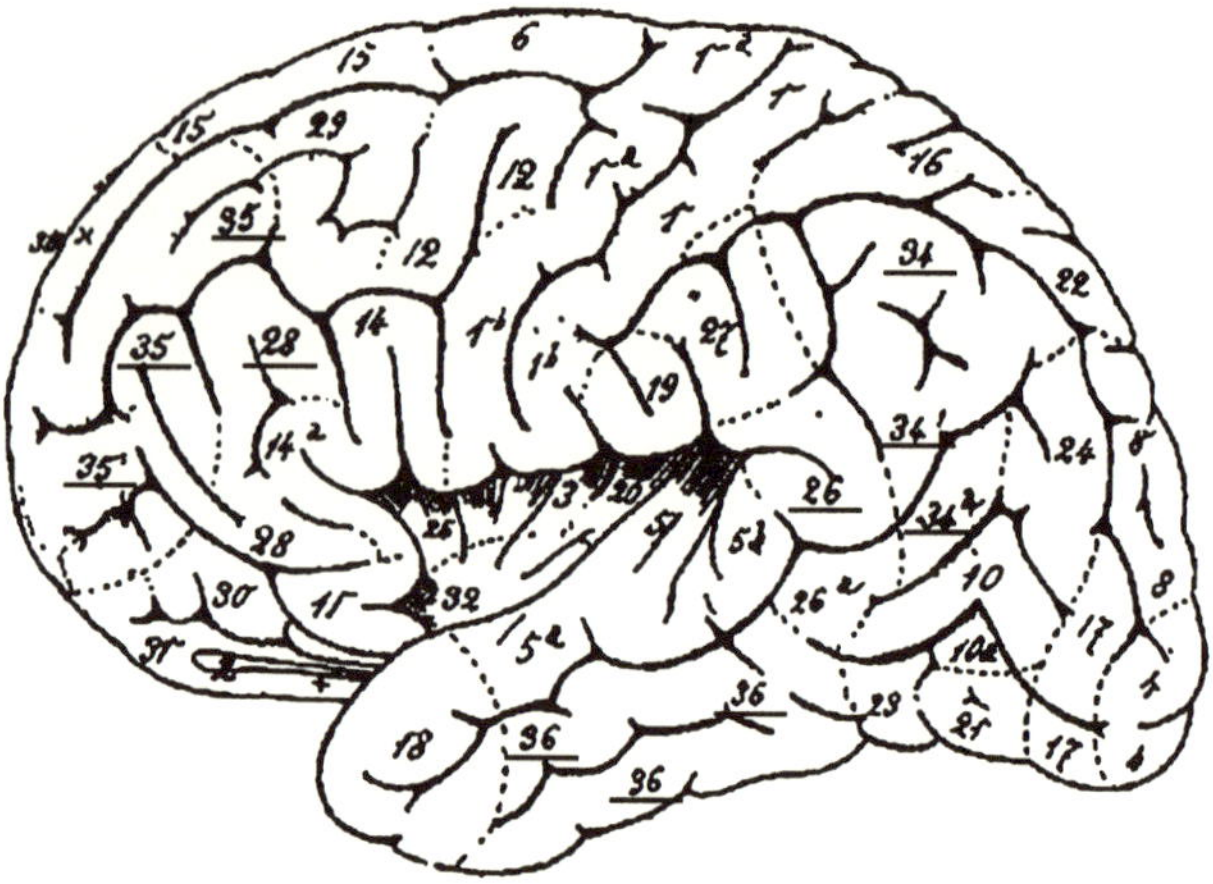

図8　ヒト大脳の髄鞘化完成時期の違いによる大脳領域図。34、35、36など髄鞘化のもっとも遅れる領域に下線を引いておいた。(Flechsig, 1901より引用)

ないが、41の後方および下方には細い垂直破線領域が広がっている。聴覚情報も聴覚一次領域から聴覚連合領域へとわたされてゆき、情報処理が高度化する。

ヤコブレフの地図には細い垂直性破線領域に囲まれて、広大な空白が存在する。図で、5、7、39、37、20などという数字が振ってある領域である。この領域の皮質は簡単に言ってしまえば、体性感覚、視覚、聴覚など感官特異的な情報処理領域とは異なる細胞構築的特徴を示す。少々荒っぽいのは承知の上だが、原理的には、前のパンディヤのサルの脳の、TPO領域にほぼ相当する領域である。その領域がヒトの場合、うんと広くなっているのである（Yakovlew, 1969)。

髄鞘化

同じような事実がまったく違うデータからも読み取れる。

図8を見てほしい。これはドイツのフレクシッヒという学者が一九〇一年に発表したヒトの脳の図である（Flechsig, 1901)。フレクシッヒは胎児や新生児の脳の、大脳皮質ニューロンがどのように成熟していくかを調べた。その指標として使ったのが、髄鞘化という現象である。ひとつの神経細胞の本体からは、その神経細胞の興奮を別の神経細胞へ送り届けるための軸索という長い細い線維が出る。神経興奮はこの軸索を伝わり、シナプスと呼ばれる接続機構を介して次の神経細胞へ伝えられる。大脳皮質だけでもニューロンの数は一千億に達するという研究があるが、このニューロン群はシナプスを介して複雑なネットワークを形成している。

髄鞘というのはこの軸索の周りを取り囲む組織で、電線の被覆に相当する。電流が軸索を流れるとき、軸索の膜だけでは薄くて電流を軸索内に閉じ込めておくことはできない。外へ流れ出してしまってちゃんとは伝わってくれない。髄鞘というシールドがあって初めて、神経興奮は軸索の途中で減衰することなく、軸索末端まで無事に到達することができる。髄鞘は、神経細胞とは別の細胞の一部で、大脳の場合、オリゴデンドログリア（稀突起膠細胞）という細胞が作り出す構造体である。オリゴデンドログリアがせっせと自分の細胞膜を広げて、皮のようになって軸索に巻きついてゆくのである。

フレクシッヒは、このオリゴデンドログリアの作る髄鞘だけを染める技術を編み出し、大脳白質部（大脳皮質の下で、神経軸索だけが密集する領域）を顕微鏡下で細かく検査した。そして、新生児脳、つまり生まれたばかりの大脳では、神経軸索を取り巻くはずの髄鞘がまだ出来上がっていない領域があちこちに存在することを発見したのである。この図は生後一ヶ月の脳の各領域における白質線維髄鞘化の段階を示している。番号が若いほど髄鞘化が早い。すなわち、生後一ヶ月段階では、たとえば前頭葉で28、35など、そして後方頭頂・側頭葉で26、34、36などの番号（番号の意味はヤコブレフのものとは違う。フレクシッヒの番号はそれぞれの領域で髄鞘化が完成してゆく順序を表している）が振ってある領域（図で下線をひいてある）は、なお髄鞘化が認められない大脳領域である。彼は髄鞘化の完成する時期に合わせ、図の1から10の領域を初期（髄鞘化）ゾーン、32から36を終期ゾーン、11から31を中間ゾーンと呼んでいる。軸索に髄鞘化が見られないということは、電流が充分に通せる段階にまで、構造が成熟していないということである。つまりこのあたりのニューロンはまだ正確な神経興奮を受け取ったり、送り出したりできない状態にあることを意味している。

連合野の連合野

このフレクシッヒの図とヤコブレフの図は、異なったデータを基に作られた図であって、単純な比較は許されないが、よく見ると結構共通性がある。ヤコブレフの39と、フレクシッヒの34は同じ部位にあるし、ヤコブレフの37と、フレクシッヒの36もだいたい同じ部位に相当する。ヤコブレフが影をつけている領域の分布と、フレクシッヒの髄鞘化が早く起る領域（初期ゾーンと中間ゾーン）もだいたい対応している。

生まれた段階で、すでに髄鞘化し、あるいは生後すぐに髄鞘化してくる領域（番号の若い領域）というのは、体性感覚、視覚、聴覚などの神経情報が最初に大脳へ伝えられる領域（一次領域）および、その近傍の領域（連合領域）である。感官情報を初期段階で処理する力は生後すぐの赤ちゃんにも備わっているが、それ以上の力はまだ充分に備えられていない、という事実をこれらの先学の図は示している。

それぞれの感覚連合野を出たニューロンは、この感覚連合野に囲まれた中央部に存在するニューロンに向かって軸索を伸ばしている。体性感覚、視覚、聴覚連合野を出、それぞれの感覚処理特徴を背負った神経情報が、共通の領域へ集まってくるのである。ボストンの神経学者ゲシュヴィントはこの共通領域を、それぞれの感覚連合野を連合する一段高次の連合野という意味をこめ

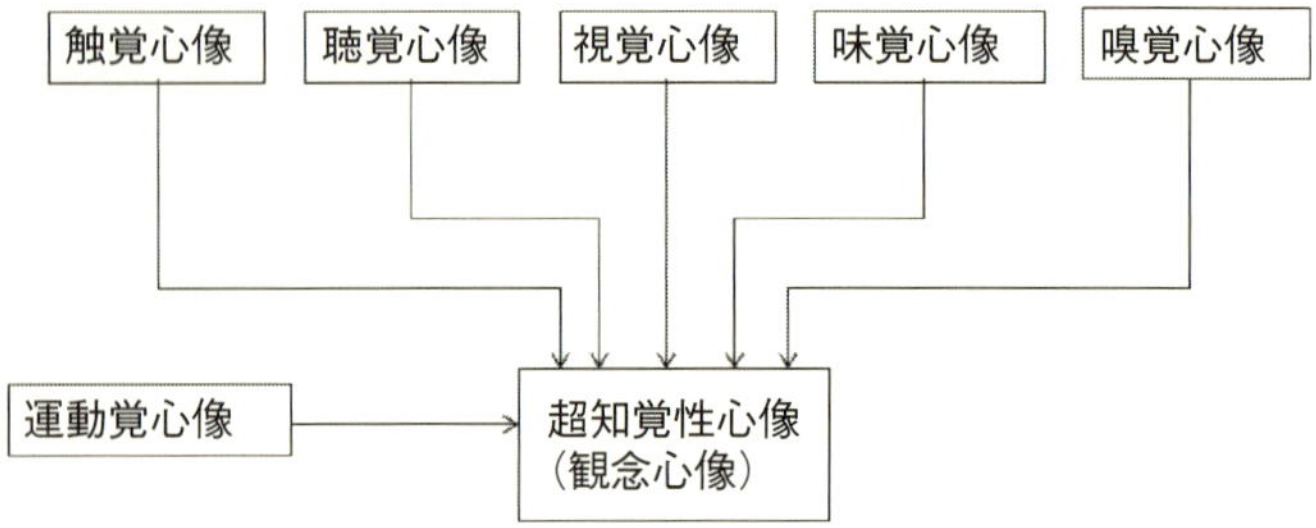

図 9　処理様式特異性知覚心像から超知覚性観念心像の生成

て「連合野の連合野」と呼んでいる（Geschwind, 1965）。わたしの先生だったから言うわけではないが、大変わかりやすい呼び方である。同じボストン学派でゲシュヴィントの後輩、理論家のメスラムはこの領域を異様式連合野、あるいは超様式連合野と呼んでいる。彼によれば、大脳皮質の一次感覚受容野に到達したそれぞれの感覚情報は、まずそれぞれの領域で感覚特異的な情報処理を受ける。この様式特異的情報、すなわち感覚〈sensation〉は、何度もニューロンを変える過程で、様式特異性を減らしてゆき、最後は超様式連合野に存在するニューロンによって知覚〈perception〉から知〈cognition〉へ変換されるとしている（Mesulam, 2000）。

　こころの現象として考えると、大脳感覚連合野が作り出す神経情報は知覚心像として自覚される。視覚野と視覚連合野の協働で、視覚心像が立ち上げられ、触覚野と触覚連合野の協働で触覚心像が立ち上がる。聴覚も同じである。この段階の心像は、なお意識的には明確な感覚様式特異性感情（クオリア）を保っていることは何度も繰り返したとおりである。

大脳感覚連合野がある高次の神経情報を作り出しているとすると、これらの領域が収斂する「連合野の連合野」はさらにもう一段高次の神経情報を作り出しているはずである。前者の主観的経験が知覚心像だとすれば、後者の主観的経験はいったいどのような性質を示すのだろう。わたしはこの段階の心像を超様式性心像あるいは超感覚性心像などとさまざまに呼んできた（山鳥、二〇〇五）。知覚心像に対比させるなら超知覚性心像と呼ぶのがもっともわかりやすいかもしれない（図9参照）

失認とは

古くから知られている神経心理学的障害に失認と呼ばれる症候群がある。失認とは、文字通り認知能力の喪失を意味する。診断的には対象が知覚できてもよさそうなのに、その対象を理解できなくなる。対象理解障害がどの知覚系に起こるかによって、視覚失認、聴覚失認、あるいは触覚失認などと呼ばれる。たとえば視覚失認では見たものが何であるかわからなくなる。細かい病態は実に多様で分類法も多数提唱されているが、原理的には統覚型と連合型の二型（山鳥、一九八五b）に分けることができる。統覚とは古い心理学概念で、要素をまとめてひとつのものと知覚する能力である。すなわち統覚型視覚失認では、明暗の程度、形の大小、動き、あるいは色など、粗大な区別はできるが、林檎、蜜柑、茶瓶、茶碗など、見慣れたもののカタチが何であるかわからなくなる。一方、連合型視覚失認ではカタチは把握できるが、そのカタチが何であるかわからなくなる。カタチが知覚できていることをどうやって確認するかというと、提示した視覚刺激を模写してもらうのである。当然ながら、統覚型視覚失認では模写はできない。ところが驚くべきことに、連合型視覚失認では模写ができるのである。つまり対象のカタチは捕えることができるのに、それが何だかわからない。林檎のカタチを写せるのに、写したものが林檎であることがわからない。この場合、視覚性心像は曲がりなりにも立ち上がっているはずである。百歩譲っても、視覚性知覚心像を立ち上げるための神経基盤は機能しているはずである。にもかかわらず、本人は「見えません」、あるいは「わかりません」と訴える。

少し話を戻すが、失認の重要な特徴はその障害がひとつの知覚処理様式に限られていることにある。たとえばなぜ視覚失認と判断できるかというと、障害が視覚様式に限局しているからである。聴覚失認の場合は聴覚に認知障害が限局し、触覚失認の場合は触覚に認知障害が限局する。視覚失認の場合、それが統覚型であっても、連合型であっても、あるいはどちらとも判断できないタイプであっても、たとえどのようなタイプであったとしても、視覚失認である限りは、見て林檎とわからなくても、触ればたちまち林檎とわかる。あるいはリンゴという言葉を聞けば、たちまち、あ、そうか林檎だ、と納得する。視覚以外の心理過程は健在なのである。

病巣も処理様式に対応し、視覚失認は視覚一次野あるいはその連合野の障害でみられ、聴覚失認は聴覚一次野あるいはその連合野の損傷で生じる。触覚失認も同じで触覚野あるいはその連合野の損傷で生じる。失認では、ひとつのルートから意味が喚起できないだけで、他の知覚ルートからは意味を喚起できるのである。

この事実は、大脳皮質の視覚一次野や視覚連合野が破壊されたとしても、障害されるのはリンゴという視覚的なカタチ（心像）を立ち上げる能力であって、リンゴをリンゴと知るためにもっとも必要な能力、つまりリンゴにかかわる過去の経験の総体、あるいはその総体を抽象した共通性質のようなもの（リンゴの観念、あるいは意味）は破壊された領域以外の領域に立ち上げられるものであることを示唆している。

ある男性の失認症例

もし、ある対象についての抽象的観念などというものが、その対象の知覚心像が立ち上げられる領域とは別の領域に立ち上げられるものだとしたら、その対象観念が知覚心像とは独立に失われるということが起こってもよいはずである。

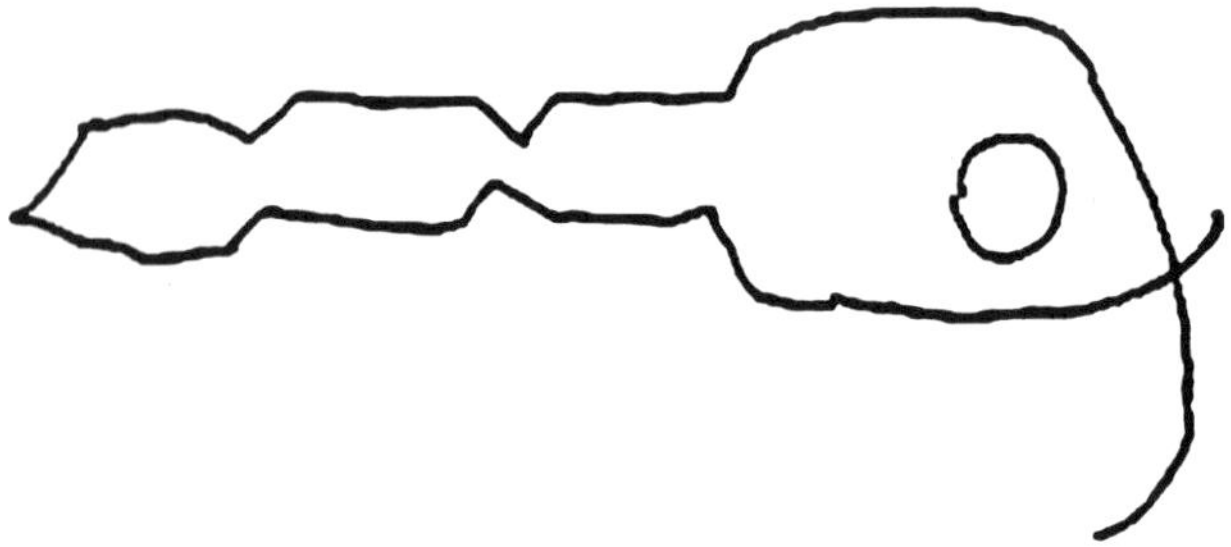

図10　症例MYさんの鍵の写生

そして実際にそういうことが起こるのである。

わたしが経験した七五歳の男性症例がそうであった。仮にM・Yさんと呼ばせていただく。発症初期には失語が目立ったが、じょじょに改善した。しかし、モノの名前を想起する能力（呼称能力）はなかなか回復しなかった。というのも、よく調べるとこの呼称障害の背後にもっと深刻な障害が隠されていたからである。

この人に鍵束を見せて名前を聞く。「カギ」という名前が出て来ない。ところがそれだけではない。どう扱うものかその使用法を聞いても、ただ呆然と鍵束を眺めているだけで、鍵がどんなものであるかを説明できない。言葉で説明できないのは失語のせいかも知れない。言えないのなら、鍵の使い方を身振りで示してもらったらよい。しかし、これも不可能だった。名前が出ず、説明ができなくても、モノがわかっていれば、鍵を回してみせるような、使い方のジェスチュアは自然に出るものである。実際、失語のような言語障害では、たとえこちらが指示しなくても、自然に身振りが出て、そのモノの使い方を示すことができる。しかし、それができない。

ここまでわからないのは、失語ではなくて、視覚失認があるのかもしれない。いったいこの人には鍵束は正しく見えているのだろうか。本人は見えているという。念のため、鍵を模写してもらう。ちゃんとコピーできる。確かにカタチは見えているようである。（図10参照）。

カタチは見えていても、そのカタチの意味がわからないとなると、連合型視覚失認なのだろうか？　視覚失認なら視覚以外で刺激を提示すればたちまちわかるはずである。そこで鍵束をM・Yさんの耳元へ近づけて、ジャラジャラと鳴らしてみる。しかし聴覚提示でも、視覚提示と同じで、名前は出ず、説明もできず、身振りもでない。名前を教えたらどうだろう？　これは鍵束です、わかりますか？　やはり、反応はなく、首をかしげるだけである。

触覚経由ではどうか？　鍵束を手に持ってもらう。しかし、同じことで、名前も言えず、説明もできず、鍵を扱うような身振りも出ない。くどいが失語症だと、名前は出なくても、鍵を手に持つと、自然に何かを開ける身振りが誘発される。言葉で説明できなくても、その本態はわかっているからである。

鍵束という日常ありふれた物品に対して、視覚経由でも、聴覚経由でも、触覚経由でも、その名前「カギ」が喚起できない。あるいは、「何かを開ける時に使うものである」という説明もできない。それどころか、これはカギですよ、とその答をもらっても、カギという名前がなんらの観念を喚起しない。カギという音系列が眼の前の鍵束と結びつかないのである。どうやら、彼は目の前の金属製の小さな物品が何なのか、その意味がわからなくなってしまっているらしい。

この障害が鍵束という物品の意味の障害であることを確認するため、一〇個の日常汎用の物品を集め、意味的に近いと思うものをペアにしてもらった。具体的には、携帯ラジオ、カセットテープ、印鑑、印肉、湯のみ、茶瓶、ナイフ、フォーク、缶詰め、缶切りである。自由に触らせ、制限時間も設けず、十分に時間をかけて考えてもらったが、正しいペアが組めたのは、結局のところナイフとフォークのみだった。そのほかは、湯のみと印肉、茶瓶と缶詰め、カセットテープと缶切り、印鑑とラジオを組み合わせたが、どうしてそういう分類にしたのかは説明できなかった。あるいは、鍵束、鋏、時計、算盤、マッチ箱、小型ラジオと五種類の日常物品を並べ、それぞれの名前をこちらが言い、どの品物であるかを選んでもらったが、カギとハサミは正解できなかった。つまり、名前「カギ」と物品「鍵束」を結びつけることはできなかったのである。

M・Yさんはカギなる物品が何であるのか、その観念（あるいは意味）を失ってしまったと考えられる。ただ、このような物品そのものの意味障害は決してすべての物品に及んでいたわけではなく、たまたま鍵束において完全にお手上げだっただけで、ハサミだと、視覚経由の呼称、触覚経由の呼称、ハサミという語音の理解（複数物品からハサミと聞いて、鋏を指差す）ができなかったが、手に持った時は正しくハサミを使う動きを示すことができた。あるいは腕時計では、視覚経由の呼称、使用説明、触覚経由の呼称、さらにはその使い方を身振りで表すことができなかったが、トケイという語音を聞いた時は時計を正しく選択した。それでも、これらの物品をはっきり理解していないことは明らかで、たまたま一部の課題で正解したとしても、その認知は断片的なままで、提示品が何であるかをよく理解できていないことは、彼の態度からも推測できた(Yamadori, 1992)。

これは明らかにモノのカタチの理解障害ではなく、モノの意味の理解障害である。どんな方法を使っても、それまで普通に日常で使っていた物品の意味を喚起できない。視覚心像（たとえば鍵は見えている）や触覚心像（鍵の感触がわかる）や聴覚心像（鍵束のジャラジャラ音が聞こえる。あるいはカギという語音を繰り返すことができる）を立ちあげることができたとしても、それだけでは鍵の意味は立ち上がってこない。それらの知覚心像がその奥に存在する心理的な何かを立ち上げない限り、「わかった」という経験は生じない。

知覚心像の奥に立ち上がるもの、これこそ超知覚性心像、あるいは観念心像である。この心像は長い時間をかけた複数の経験が抽象されたものであり、かつ多様な異種知覚情報が抽象されたものでもある。知覚心像はこの観念心像と結びついたとき、初めてその意味が理解される。M・

Yさんの場合は、カギにかかわるこの観念心像が立ち上がらなくなっていると考えられる。

知覚心像がクオリアに裏打ちされて自覚されやすいのに対し、超知覚性心像は感覚クオリア成分が消失あるいは減少しており、その分自覚しにくい。また、視覚心像や聴覚心像に比べて「カタチ」度が低い。やはりその分、自覚しにくい。感覚性を超え、統合性・抽象性が高まった分、意識が捕えにくくなっているのである。感覚性や客体的なカタチ度を薄めつつ、「経験の共通カテゴリー」とでもいえる抽象的な表象性を持つにいたったものが超知覚性心像、あるいは観念心像である。

わたしだけの経験かもしれないが、なんとなくわかっているのだが、どうわかっているのか自分でもよくわからないというあいまいな心理状態に陥ることがしばしばある。あらかじめ考えてみるとわかっているようでもあり、わかっていないようでもあってはっきりしないが、いざやってみるとできることも多い。これはその時自分のこころに立ち上がっているものが超知覚性心像であって、知覚性心像の「カタチ」度が低いからである。哲学者のフォーダーは、心理過程は情報のモジュール的な処理、つまり一定の決められた機能に特化した情報処理を追及するだけでは理解しがたい部分があることを強調し、脳はモジュール的処理に加えて、それとは質のことなる非モジュール的処理（彼は中枢性処理と呼んでいる）を行っているはずだと論じている（Fodor,

1985)。超知覚性心像はまさにフォーダーのいう中枢性処理が作り出す経験である。

ところでM・Yさんの脳のMRI検査では、左大脳半球の側頭葉・後頭葉・頭頂葉にかけてかなり広い梗塞巣が認められた。もう一例同じような日常汎用の物品に対する意味記憶障害を経験したことがあるが、この人の場合は、病巣は左ではなく、右大脳半球の側頭葉下方から後頭葉にあり、やはりかなり大きなものであった（山鳥、一九八八）。この病巣はヤコブレフの上海馬領域の中の、白く残された領域に相当し、異種情報が集まってくる「連合野の連合野」に属する（図7参照）。意味はこのような「連合野の連合野」の働きに依存して立ち上がるのであろう。

（三）　言語心像

観念を他者と共有させる音韻心像

知覚心像と違い、超知覚性心像は意識化されにくい。この意識化の困難さを解決してくれるのが言語である。人類は、自分で随意に作り出せるさまざまな音（声音）を利用し、このさまざまな声音系列の知覚心像（つまり音韻）を心像群に貼り付けることで、捕えやすい知覚心像はもちろん、とらえにくい超知覚性心像をも音韻で代表させるという離れ業をやってのけた。カタチもクオリアもはっきりしない抽象的な観念（超知覚性心像）を具体的なカタチとクオリアを持つ声音心像、つまり聴覚性知覚心像の体系に置き換えることに成功したのである。

言語音はヒトが構音器官を使って作り出すさまざまな音の連鎖からなる。肺にいったん吸い込まれた空気は、気管支、気管、喉頭、咽頭、口腔、鼻腔と、さまざまな空間を通って、再び体外へ吐き出される。大きく吸い込み、大きく吐き出すだけなら、ただハアー、フウーと、かすかな音がするだけだが、この呼気を唇でいったん止めてパッと出すとか、唇をかすかに震わせながら通してやるとか、ついでに舌の位置を変えるとか、口から出さずに鼻へ抜くとか、さまざまな操作を加えてやると、いくらでも違う音を作り出すことができる。この面白さは赤ちゃんなら誰でも知っていることで、ブクブクブルブル、プップッパッパッと、成長の一時期盛んに音を出す。喃語というやつである。この多彩な声音産生能力を使って、さまざまな心像にさまざまな音の連鎖を対応させせられるようになる。

声音は物理的な現象で、音波として発せられる。声音を聞き取る人も、音波として鼓膜で受け取る。音波はその性質上、波形は千差万別だが、時間的には連続しており、切れ目が少ない。脳は聴覚神経経由で大脳聴覚野に到達するこれら千差万別の連続的変化を、それぞれカタチの違う聴覚心像に切り出してゆく。音波の連続を離散的聴覚心像の系列に変換するのである。この切り出し方法は人為的なもので、個人が属している言語社会によって大きく異なる。たとえば、標準的日本語だとわれわれが意識的に分離して聞き取っている単位的音声（音節）は一一二くらいで

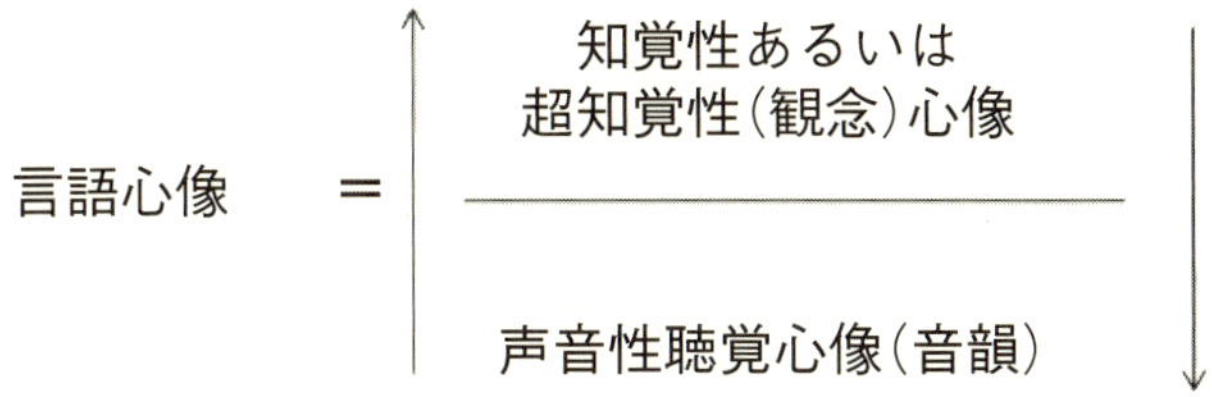

図11　言語心像の構造

ある。ところが、標準的中国語だと心理的に区別して聞き取っている単位的音声は四声を入れると一二七とも一二六〇とも数えられている（Coulmas, 1989）。もっとも、日本語の音節が一一二といっても、それは標準的音節の数であり、実際の数は方言によってかなり出入りがあるが、それにしても相当な違いである。

　つまり、言語音は使われている言語によって異なり、母国語を母国語の単位的声音に分解することはできても、聞いたことの無い、あるいは教えられたことのない非母国語を単位的声音に切り出すことはできない。聞き取れないということはその言語音の聴覚心像を作り出すことができないということである。聴覚の問題ではなく、心理的な問題である。心理的に作り出される言語音心像は言語学でいう「音韻」に相当する。

　この声音性聴覚心像（音韻）と知覚心像や観念心像が結びついたものが言語心像である。図11にこの関係を示す。この図は、ソシュールが最初に喝破した言語記号とは聴覚映像と概念が結びついたものであるという心理学的真実を本書の文脈にのせるため、表現だけ少し書き換えたものである。すなわち、記号を言語心像とし、概念（あるいは所記）を知覚性あるいは超知覚性心像（観念）とし、聴覚映像（あるいは能記）を声音性聴覚心像（音韻）とした（ソシュール、一九一六）。

観念心像には知覚的性質が優勢で、意識に捕えやすいもの（たとえば、既述の「鍵」は視覚性、聴覚性、触覚性、あるいは運動性イメージを喚起できる）から、超知覚的性質が優勢で、カタチ度が低く、その分意識に捉えにくいもの（たとえば、「国《くに》」は心像としてのカタチを喚起しにくい）まで、さまざまなものがある。鍵のように具体性が強い観念は比較的その心像をとらえやすいが、それでも書類カバンの鍵とドアの鍵をまったく同じカテゴリーで理解することは困難であろう。サイズもカタチも違うではないか。ところが、この二つの心像にカギという名前が与えられると、事態は一変する。この具体的な聴覚性知覚心像「カギ」が、この二つをあっさりひとまとめにしてくれるのである。さらには、中世ヨーロッパで巨大な城門を開けるのに用いられた一抱えもありそうな道具も、小さな宝箱の蓋を開ける小さな金属片も、同じ「カギ」という聴覚心像がひとまとめにしてくれる。国《くに》のようなあいまいな観念心像の場合はなおさらこの効果が大きい。もし言葉が無いとしたら、「自分の住んでいる村や町の範囲を超え、大きな地理的範囲に広がる、あるまとまりを持つ人間集団」のような観念を、意識に捕えることはほとんど不可能である。このようなものを意識は知覚心像として立ち上げることができない。長年の経験が、ある心理的なカタチを作り出してはいるのだが、そのカタチを視覚化したり聴覚化したりすることはできない。ところがこのあいまいなもの（つまり観念心像）に「クニ」という音韻系列が貼り付けられれば、たちまちこの観念は聴覚性という知覚性質を持ち、聴覚的なカタチを持つことになる。具体的になる。

音韻心像はひとつの言語集団内での約束事であり、人為的に組み立て方や、切り方が決められている。われわれはこの約束事を用いることによって、自分の心像を音声化して他者に伝え、他者の言語音を心像化して自己の心理世界に取り入れることができる。たとえば、相手がカギと呼んでいるものと、自分がカギと呼んでいるものにズレがあれば、相手がカギと呼んでいるものの間違いを指摘し、あるいは自分がカギと呼んでいるものがカギとは呼ばれないことに気づく。こうしてわれわれは、自己の心像と他者の心像を共通のシルシ（記号）で代表させることができるようになった。主観的で、外からは観察不可能な現象（＝心像）を、音声性言語記号という手段によって、外部へ持ち出し、他者と共有することができるようになったのである（山鳥、一九九八）。

音韻心像の視覚化――文字

いったんある心像群に共通のシルシ（音韻性記号）を貼り付けて、まとめあげる（言語心像化

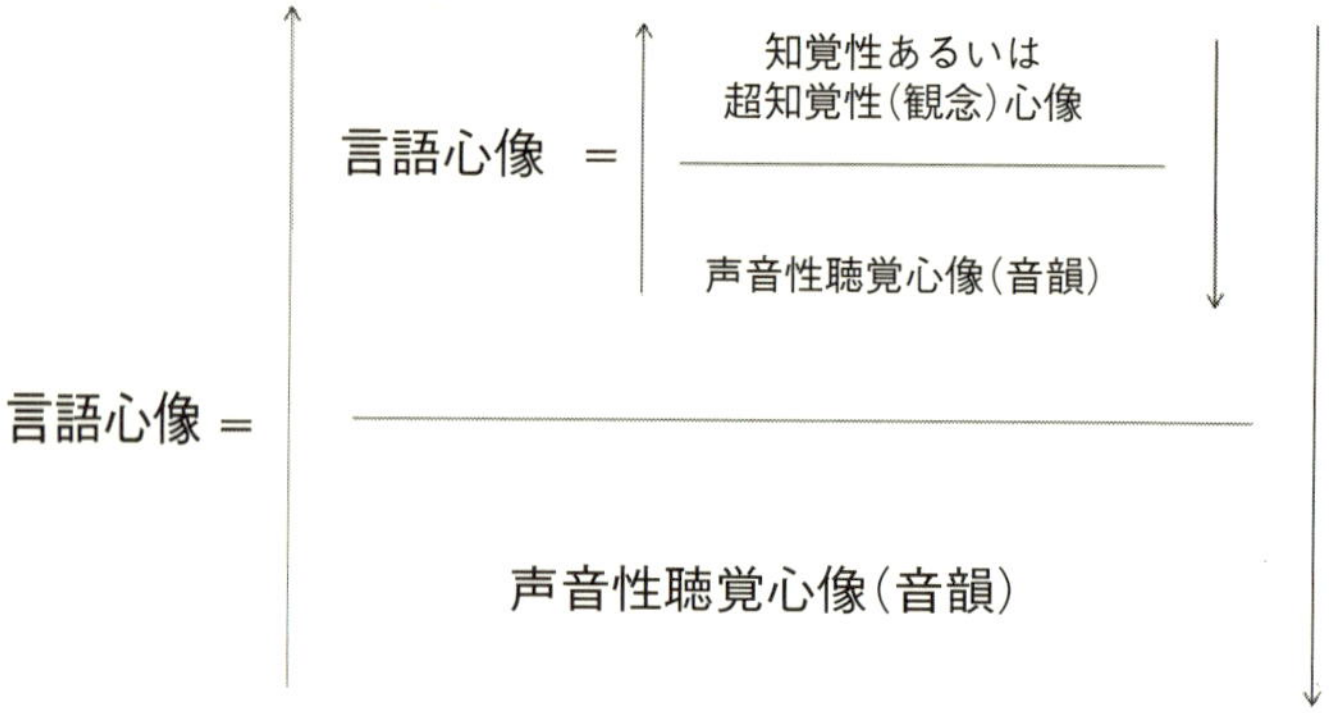

図12　言語心像の増殖

する）という心的能力が確立すると、こうして成立させた言語心像にさらに別の音韻（シルシ）を貼り付けることができるようになる。記号の記号化である。父親の兄がいる。おそらく最初はチチのアニと、正確に呼んでいたかもしれない。これがオジという記号に置き換えられる。あるいは兄の息子がいる。これも最初の最初は常に「アニのムスコ」だったかも知れない。これがオイに置き換えられる。複雑な記号連鎖を新しい記号に置き換えて簡単化するのである。こうして記号は使いやすさを増してきた。同時に語彙の数は増大した。この流れは今後も決してとどまることはないであろう。（図12参照）

　さらに人類は言語音を視覚形態に置き換えることにも成功した。こちらは音声言語のように自然発生的というわけにはゆかず、多くの工夫を重ね、長い試行錯誤の時代を経なければならなかった。声音は、発せられてもその場で消えてしまう。こころには聴覚性音韻心像として残されるが、外部世界には何も残らない。もし、この聴覚性音韻心像（聴覚的なカタチ）を視覚的なカタチに移し変えることができれば、このカタチは聴覚的なカタチのようにあいまいで瞬間的なものではなく、具体的で永続的なモノとして、地面、壁面、樹肌、あるいは土器やレンガのような焼き物の表面、なめし皮、亀の甲羅や骨の表面など、刻印可能なものにならどこへでもそのカタチを刻みつけ、残すことができる。

聴覚的なカタチ（音韻）のどの水準を視覚的なカタチ（文字）に切り出すかは、言語圏によって異なっている。音韻体系自体が、ある社会集団が作り出した人為的な体系だから、この人為的心像体系を表象する文字体系は人為性がさらに強くなる。ある言語圏では単語水準の観念心像をひとつひとつ別のカタチに変え（表語文字。日本語の漢字など）、ある言語圏ではひとつひとつの音韻心像をそれぞれカタチに変えた（表音文字）。音韻をカタチに代表させるには、さらに心理的単位を作っている音節を文字化する場合（表音節文字。日本語の仮名など）と、音節の構成要素である音素を文字化する場合（表音素文字。英語のアルファベットなど）がある。最初からある水準にしぼって文字化されていったということではなく、ランダムな文字化がさまざまな水準で試みられ、少しずつ体系化されていったのである（山鳥、二〇〇七）。

わが国でいつごろから文字が使われはじめたかはさだかではないが、五世紀には「獲加多支鹵大王」（ワカタケル大王。宋書にいう倭王「武」。雄略天皇。埼玉県行田市稲荷山古墳出土）を含む文字列が鉄剣に刻み込まれている（【獲】漢音カク（クヮク）、呉音ワク。【加】漢音カ、呉音ケ。【多】字音タ。【支】字音シ。ただし漢和辞典（『デジタル漢語林七〇〇〇』大修館書店）、文の項に難読語として支主（キス：地名か？）あり。【鹵】漢音ロ、呉音ル）。既にお隣の中国で使われていた文字を日本語音の表記に用いていたことが明らかである。輸入した中国文字の発音を日本語訛りにし（いわゆる音読み）、あるいは大胆にもほぼ同じ意味を持つ日本語名そのものをあてて、その中国文字の名前とする（いわゆる訓読み）など、さまざまな工夫を重ねて、すこしずつ漢字を日本語化していった。日本語一音節にあてられた漢字は平安時代から明治初期まで、長い時間をかけて、仮名という独特の文字に変形されてゆく。しかも仮名は進化に二系統ができ、平仮名と片仮名に枝分かれした。それも、昔の日本には国語審議会はなかったため、文字の発展に政治的圧力はかからなかった。自分の美的意識にあう漢字が自由気ままに選ばれて、崩され、省略された。こうして一一二の日本語音節のそれぞれを表記するわが国独自の文字が誕生した。一方で漢字そのものの使用は決して減らなかった。それどころか新しく作り出しさえした。必要な漢字には日本語名が貼り付けられ、日本語概念を表す文字として用いられた。一つの漢字が時には日本語音節を表す記号として用いられ、時には日本語概念を表す記号として用いられた。結果として、日本人は本来ひとつの中国語音だけを有していたひとつの漢字に、複数の音価を与えることになった。

たとえば、漢字「女」は「ニョ」（呉音）あるいは「ジョ」（漢音）という中国語類似音を持つが、意味は日本語の「メ」に当たる。そこで、この文字に「メ」という音価を与えた。さらに「女」の形をだんだんと崩していった。その崩しの完成版が現代の平仮名「め」である。音節「メ」には「女」だけでなく、「免」や「面」という漢字も使われた。こちらは中国音「メン」の頭「メ」だけを借りて、日本語音「メ」の表記に拝借したのである。「女」を「メ」音の表記に使ったからといって、他の読み方や元の文字形態が使われなくなったわけではない。女性という意味を持つ漢字「女」を、そのまま対応する別の日本語「オンナ」にあてはめ、中国文字「女」を「オンナ」と読むことにもした。あるいは「ムスメ」とも読ませた。さらには「ナンジ」とも読ませている。中国文字「女」を日本語「オンナ」と読むことにしたのなら、他の読み方は廃止してしまえばよいのに、中国文字「女」のもともとの音価、それも日本語訛りの「ニョ」、「ジョ」、「ニョウ」もそのまま使われ続けた。つまり、中国では一字一音で、基本的には表音文字でもあったものが、日本では日本語音の表記に流用されただけでなく、日本語概念名を表記するのにも、中国音を表記するのにも、使われることになった。その結果、一つの文字が名前（つまり概念を表す語）と音（名前を構成する単位音）という異なった水準の音価を合わせ持つことになった。なんとも複雑である。

このような日本文字成立の歴史をみると、音声性聴覚心像と視覚性文字心像の結合はきわめて人為的なもので、生物学的な必然性はどこにもないことがよくわかる。

いずれにしても、知覚心像や観念心像は音韻という聴覚心像に加え、文字という視覚心像でラベルされることによって、より強固な心理構造を作り出せるようになった。聴覚性言語心像だけでも、膨大な量である。さらに視覚性言語心像が付け加わることで、われわれの心的内容はいっそう豊富になった。

さらに言語は、文法という約束事を発明することで、時間や感情を含む複雑な心理経験を、言語心像の組み合わせとして取り出すことを可能にした。

漱石の句に、
有る程の菊抛げ入れよ棺の中
という句がある。ある女性の訃報に接して、漱石のこころに生じた、きわめて強い惜別の情が、選び抜かれた言葉の配置によって見事に取り出されている。
トルストイの大作『戦争と平和』では、四二万人を擁するナポレオン軍の侵略という大事件に遭遇して、広大なロシアの大地に躍動するさまざまなひとびとのさまざまな出来事がひとつの完全な世界として提示される。言語記号というシルシを媒介にして、トルストイという偉大な作家のこころに作り出された心像世界がわれわれのこころにも作り出されるのである。

超知覚性観念の言語心像化で、もっともわかりやすい例は数概念かも知れない。

分離可能な現象でかつ同一の性質を持つものをひとつ、ふたつ、みっつ、よっつと数え上げる。人間は四人で、ウサギは四羽、魚は四匹で、もちは四個などと、対象に合わせ呼び方を変えたりすることもあるが、これは数の本質ではない。数の本質は知覚性処理様式を超えたところにある。対象を目で捕えようが、耳で捕えようが、手触りで捕えようが、対象の離散性は変わらない。あるいは、同じ事象の繰り返しは一回、二回、三回、四回と数えられる。これも知覚様式を超えた観念である。この超知覚性観念に対し1、2、3、4、という約束記号が与えられる。あるいは一、二、三、四という記号が与えられる。あるいはI, II, III, IVという記号が与えられる。数というつかめるようでつかめない抽象観念が記号に表されることで、はっきりと意識につかみとることができるようになる。アラビア数字と十進法という普遍性のある位取り表記法が確立したおかげで、数学という独自の知的世界が成立した。無というわかったようでわからない観念も0という数字を用いることで、カタチとして視覚化できる。あるいは無限という理解を超えた観念すら、視覚性意識の場に引き出すことができる。∞＋nというシルシ（無限数には必ず無限数を超える数がある）を眺めていると、感覚では分からない無限が目の前に立ち上がるではないか。あるいは、すべてを数値化することで世界を理解しようという学問も成立した。統計学は離散性がなく数えられそうもない現象まで数として処理する方法を編み出してきた。たとえば、世論調査は思想を数えようとする営みである。

化学記号もある。化学は元素をすべて記号化し、化学反応を記号と記号の関係に置き換えることに成功した。水はH_2Oと表され、アルコールはC_2H_5OHと表される。化学記号のおかげで、われわれは元素という眼に見えない現象をあたかも目の前に転がる石ころと同じように視覚的に理解することができる。物質の分解や融合のありさまも視覚性知覚心像の組み合わせとして捕えることができる。

音符記号もある。わたしには単に点と線の無意味なパターンにしか見えないが、音楽を愛好するひとにとっては五線の上に踊る♪や♩はすべて特定楽音の聴覚心像を立ち上げるシルシである。人為的な記号が楽譜を読む人々のこころにオタマジャクシの泳ぎでなく、共通の音楽心像を立ち上げることを可能にする。

ほかにもまだまだあるが、すべて観念を人為的なシルシ（視覚心像あるいは聴覚心像）に代表させることで、意識化しがたい超知覚性心像を意識化しやすい知覚処理様式に変換したものである。言うもおろかだが、記号が意味を持つのは、記号が観念と固く結びついているときだけである。観念から切り離された記号はただの意味不明のカタチにすぎない。

(四)　記憶心像

立ち上がる記憶心像

知覚心像、超知覚性心像、言語心像など、こころが作り出すさまざまなカタチはすべて経験となってこころに残されてゆく。われわれは個別感覚が作り出す心像や、感覚の統合が作り出す心像や、言語化された心像を別々に経験するわけではない。こうした分類は思考整理のための手段であって、実際はこれらの心像は交じり合い、重なり合い、連なりあっている。個別の記憶、すなわちひとつ、ふたつと数えられるような単位的な（離散的な）記憶は実は存在しない。存在するのは、つながり、重なり合って、どこにも空間的境界のない心像の集塊である。空間的な脈絡という暈《うん》のようなものに取り巻かれた集塊が、時間の上に積み重ねられてゆく。この塊の総体が記憶心像である。

こころはいったん経験したものを必ず残す。残し方はいろいろで、正確な場合もあればあいまいな場合もある。残らないように思える場合もあるが、それは残らないのではなくて、残ったものを再び心像として立ち上げられないか、あるいは立ち上げ方が弱いために意識化できないだけである。なにかの拍子に今まで一度も思い出したことのない、姿や声音や感触や味や香りや動きの感覚がありありとよみがえるのを誰もが経験したことがあるであろう。何かを見、聞き、触り、味わい、嗅いだとき、突然、あ、これ！　という既知感情が来る。同じもの、あるいは類似の事象に遭遇すると、こころがそれを過去の心像と照合する。きっかけがあれば立ち上げ可能な形式として、こころはその経験を保存しているのである。

そのことをはっきりと示したのは、カナダの脳外科医ペンフィールドたちであった。ある人の大脳皮質の一定部位に電気的な刺激を加える。すると、その人は突如として、ある心像群を経験する。モントリオールの病院の手術室で手術台の上に載せられ、自分の脳の一部が露出され、脳の状態が詳しく調べられている。そして今、自分の脳に電気的刺激が与えられている、という現在進行形の出来事についての正確な認識を保ったままで、その認識世界の中に、突然、現在の感覚入力とはつながっていない、オフラインの心像が侵入する。現在意識を背景にしつつも、その現在意識の真只中に非現在の心像が立ち上がるのである。こうした心像が過去の経験そのままの心像なのか、あるいは加工されたものかを客観的に証明することはできないが、本人にとってそれは間違いなく過去に経験した出来事の一断片として自覚される。

たとえば、ある患者（症例二、R・B）は、左大脳半球側頭葉のある部分を刺激されて、「人の声が聞こえます。ラジオからです」と言った。別の部位を刺激されると、「足音がします」。また前の部位を刺激されると、「親戚の人と、母親の声がします」と言った。別の患者（症例四、A・Bra）は、右大脳半球側頭葉の一部を刺激されて、「歌が聞こえます」。同じ部位をもう一度刺激されて、「ホワイトクリスマスです」。誰が歌っているのかを聞かれて、「はい。聖歌隊です」と、自分の経験を伝えている。症例二一（A・H）は、右大脳半球後頭葉の一部を刺激されて、「ちょっと待ってください。左側に人らしいものがいます。男かな、女かな。女みたいです。何も着ていないようです。車を引っ張っているみたい。いや、車を追っかけているのかな」といい、別の部位を刺激されると、「よくわかりません。人々が上りかけている階段の一部のようなものが見えます」と言った。症例三二（G・E）は、右大脳半球後頭葉を刺激されて、「機械が見える。前に見たことのある機械です」。別の部位を刺激されて、「男の友達がいます。街で会ったことのある人です」などと述べている（Penfield, 1963）。嗅覚性記憶も立ち上がる。嗅球を刺激された若い女性は、「あの近道のあたりの裏庭に積み上げてある堆肥みたい（な臭い）」と答えている（Penfield, 1954）。

大脳の刺激部位は手術部位を決めるためのものなので、特定の大脳領域に限られているが、聴覚関連領域に近ければ聴覚性心像が立ち上がり、視覚関連領域に近ければ視覚性心像が立ち上がる。出現する心像ははっきりしていたり、ぼんやりしていたりさまざまだが、大脳皮質の時ならぬ活動が、時ならぬ心像の立ち上げの原因であるという事実は動かない。これらの、今・ここに無い経験にかかわる心像は、すべて記憶心像という言葉で囲い込むことができる。過去に立ち上げたことのある心像が、なんらかのかたちで残されており、あるきっかけ（ペンフィールドの場合は電気刺激）で、再び立ち上げられたのである。すべては過去の経験を元手に立ち上げられる。ただ、過去の経験がそのまま再現されるわけではない。過去は今のこころの働きによって、さまざまな変換や変形を受けつつ、今の経験の一部として姿を現すのである。

並外れた記憶能力

記憶に優れた能力を示す人の場合には、過去の経験がなんら変形されず、そのまま再生されることもある。

サックスが報告しているスティーブンという自閉症の少年は、絵画に恐るべき能力を発揮している。彼は風景や絵画を一度見ると、その細部まで、すべて記憶に残すことができるらしい。サックスは、スティーブンと、彼の先生マーガレットと一緒にロシアを訪れた時のエピソードを生き生きと描き出している。モスクワでは、有名な赤の広場でスケッチをし、その後グム百貨店で買い物をして、ホテルへ戻った。ホテルで落ち着いた後、サックスがスティーブンに赤の広場で見た聖ワシリー寺院を描くように促すと、彼はなんとたった二分で、この寺院を描きあげてしまった。しかも非常に正確なものだったという。その後、コーラを飲みながら、興味に任せ、グム百貨店の広いショッピングアーケードを描いた。これも正確きわまりなく、彼が知らないクリール文字のサインまでちゃんと書き込んでいた。レニングラード（現在のペテルブルグ）では、エルミタージュ美術館を訪れる。マーガレットはスティーブンにマチスの「ダンス」という作品をよく見ておくように言う。彼は三十秒くらい見つめる。ロンドンへ戻ってから、マーガレットがあのときのマチスの「ダンス」を思い出して描くように促すと、彼はなんのためらいも見せず、まったく見事にダンスの図を再現した。色付けが以前にポスターで見たニューヨーク近代美術館蔵の「ダンス」の色付けになっていたらしいが、形は正確だった（Sacks, 1995）。

こうした平均的能力をうわまわる記憶心像把持力は、音楽の分野でも知られている。左大脳半球に病巣を持ち、右手右足に麻痺があり、かつ右眼を摘出され、知的に発達障害を持つある青年は、周囲の献身的な努力によって、幼児から豊富な音楽環境を与えられ、ピアノ演奏に素晴らしい能力を発揮するようになった。彼は十二個の音符系列を、それが三音符ずつにまとめられている場合だけだが、八五・四％は正しく再生できた。曲の記憶容量は非常に大きく、かつ正確で、ウイリアムテル序曲や月光ソナタを演奏することができた。誰かが、短い曲からある旋律をハミングしたり、口笛にすると、たちまちそれをピアノで再生することもできたという（Obler, 1988）。

ノーベル賞作家大江健三郎氏には、氏が若い頃から繰り返し小説にメタモルフォーズさせてきた長男がいる。この人、光さんは生後すぐに脳崎形の手術を受け、いわゆる知恵遅れ（大江自身の表現）である。光さんは幼児から音の記憶にすぐれ、小学校入学前ごろには、多数の野鳥の鳴き声を聞き分けるようになったという。

大江を引用すると、

「ジン（小説『洪水はわが魂に及び』の主人公）が坐っていたり寝そべっていたりする簡易ベッドの枕もとで、テープ・レコーダーは微細なヴォリュームの、野鳥の声を再生する。ジンは機械よりもなおかすかな声を発すべく、脣をきわめて狭く開いて嘆息する、

――クロツグミ、ですよ、と……あるいは、

――ビンズイ、ですよ、ルリビタキですよ、センダイムシクイですよ、と……

そのようにしてこの知恵遅れの幼児は、すくなくとも五十種の野鳥の声を識別することができ、それらの声を聴くことに、食欲とならぶ快楽を見出した。」（大江健三郎『新しい人よ眼ざめよ』講談社、一九八三、一五九頁）。

音楽の能力を見出された光さんはこの能力を見事に開花させ、プロの作曲家として、演奏会を開いたり、ＣＤを出版するまでになっている。

このような素晴らしいエピソードの数々は、視覚経由にせよ、聴覚経由にせよ、あるいはその他の感覚経由にせよ、いったんわれわれが経験し、心像化したものをそのまま保つ能力は、すべての人間に基本的に備わっているのではないかと思わせるに十分である。特殊な能力が特殊な人に宿った、というものではないであろう。

ただ、われわれはこのように本来備わっている記憶心像把持能力をそのまま使い続けるのではない。記憶心像が増えるにつれ、われわれはこの膨大な心像を整理してゆかなければならなくなる。最初のまま、素材のままで蓄積し続ければ、過去ばかりが肥大して、現在や未来に向かうことができなくなる。未知の事象に対応してゆくためには、大量の記憶心像をまとめたり、変化させたり、省略したり、抑えたり、時には消したりしなければならない。

こころはそのような作業を絶え間なく続けているが、この働きは意識化されないので、普段われわれは気がつかない。しかし、時々はその変形・加工の過程が姿をみせる場合がある。

夢

たとえば夢である。夢は意識下にうごめく欲望が、そのままで動き出すと、いろいろ世の中に差し障りが出るので、理性が検閲して世の中に出しても恥ずかしくないように、わかりにくい内容に変形しているのだというのが有名なフロイトの説だが（Freud, 1973）、最近の脳科学はもっとドライに夢は脳幹ニューロンの自発的な活動によって、大脳皮質が刺激され、活動するためだと主張している（Hobson, 1989）。

夢の意味や夢の解釈はさておき、夢でもっとも確かな事実は、夢に出てくる心像はすべてオフライン生成だということであろう。つまり、感覚入力というオンラインの手がかりがもらえない状態で出現する心像群である。感覚経由の外界参照系は機能せず、覚醒意識という時間制御も働かないため、賦活された心像は空間・時間の枠組みから解き放たれて、野放図に展開する。

樹上座禅で有名な高山寺の明恵《みょうえ》上人は、いろいろ興味深い夢見を書き残したことでも知られている。彼の夢の記録は生涯にわたったとされるが、確実に時代が確認できそうなのは、一一九五年から一二二〇年までらしい。おおよそ一六年間の記録が残されていることになる。たとえば、承久三年（一二二一）四月二〇日の夢。

「夢に云はく、十蔵房、一つの香炉（茶埦《陶器》也）を持てり。心に思はく、崎山三郎定重、唐よりこれを渡して十蔵房に奉る。之を見るに、その中に隔て有りて、種々の唐物有り。廿余種許り、之在り。ふたつの亀交合せる形等あり。心に、此は世間の祝物也と思ふ。其の中に、五寸許りの唐女の形（人形）有り。同じく是、茶埦（陶器）也。人有りて云はく、『この女の形、大きに唐より渡れることを嘆く也』。即ち、予問ひて曰はく、『此の朝《日本》に来れる事を嘆くか、如何。』答へてうなづく。又、問ふ、『いとほしくすべし。嘆くべからず。』即ち頭を振る。其の後、暫時ありて取り出して見れば、涙を流して泣く。其の涙眼に湛ふ。又、肩を湿ふ。此、日本に来れる事を歎く也。（少しやりとりがあって）、女の形之を聞き、甚だ快心乃気色ありて、うなづきて、『然ればおいとほしみあるべし』と云ふ。予、之を領掌す。忽ちに変じて生身の女人と成る。」。

この夢はかなり長く、この後、この女性と連れ立って、十蔵房のところへ行くのだが、十蔵房がこの女は蛇と婚《ま》ぎあったというので、そうじゃない、この女は蛇身も持っているのだ、などと言っているところで目が覚める（久保田淳・山口明穂校注『明恵上人集』岩波書店、一九八一）。

陶製の人形が涙を流し、あっという間に女人に変貌する。人形も女人もある時ある場所でみたその人形、その女性というわけではなく、ある種カテゴリー的な人形であり、女性である。こうした観念心像が自由な変形を繰り返す。会話もあって、言語心像も活動する。

あるいは、夢学者のデメントが収録している、精神医学者パトリシア・キャリントンが記載したある統合失調症の患者の夢。

「私は打ち首になった夢を見ました。私の肋骨はきれいに肉をとられており……皮膚も筋肉もなくなっていました。私の身体は真っ二つに切られました。彼らは、私が誰だか知らなかったのですが、私は自分が誰だか知っていました。私は元気を回復しようとしましたが、できませんでした。」(W・C・デメント著、大熊輝雄訳『夜明かしする人、眠る人』、一九七五)。

自分が自分を見ている。それも切り刻まれ、徹底的に変形した自分を見ている。記憶心像が自由自在に変形するのである。

眠りが浅い場合、夢にオンライン情報が組み込まれることもある。

たとえばある被検者に、夢を見ているのがもっとも確実な、レム睡眠期の開始一〇秒前に蒸気機関車の音を聞かせたところ、「私は汽車に乗っている夢を見ていました。私は機関車を運転しており、列車はプランナーにいました。機関車のすぐそばに穴がありました。その穴は二階か三階ぐらいの深さがあって、口が開いており、列車はポッポッと音をたてながらその穴のなかに少し落ちて行き、それは本当に恐ろしいことでした。私はそのあいだ中ずっと夢を見ていました。私がその穴のなかにはいっていくとき……おどろいたことに、その穴の入口のところで何人かの人々が私が降りていくのを見ていました」という夢が報告されたという(同書、一〇六-一〇七頁)。

身体状況が夢に影響を与えることも多い。

膀胱が充満してくると、しばしばトイレの夢が現れる。よく経験することである。

科学的なデータもある。実験室で眠る前に二四時間、液体を取らせないようにし、のどの渇き

を抱えたままで眠らせてみた。すると、

「私はミルクの入った非常に大きななべを火にかけるところでした。一クオート（〇・九五リットル）近くのミルクをその中に入れました」という夢を見たという（同書、一〇七－一〇八頁）。

夢見のときは、脳の中でもとりわけ脳幹の眼球運動制御系と、外側膝状体から後頭葉にいたる視知覚系の活動が高まることが明らかにされており、夢に視覚心像が多いという事実を裏付けている。

しかし、夢舞台には視覚以外の心像も登場する。

極端なのは空中浮遊である。これは結構多いものらしい。わたしにも鮮明な記憶がある。若いときの夢なので、記憶がかなり加工されている可能性を否定しないが、ある時の夢では、空中高く飛行していた。そのうちいきなりどこかの家へ入り込んで、誰かと握手していた。日本の首相だった。これは視覚心像に運動（固有感覚）心像が加わっている。

心理学者の宮城は多くの夢記録を集めているが、その中に聴覚性の夢が引用されている。ある女性は起床後、夫に「お聞きになった？　一晩中ラッパを吹いてさわぎ立てていたでしょう」と語りかけた。彼女は昼間、楽隊を先頭に行進する軍隊に出会っていたが、夜中にそんな事実はまったく無く、夢だったのだろうというのが夫の解釈らしい（宮城、一九五三）。

宮城はニオイと味の夢も拾い出している。たとえば、デルプッフという学者は、「林の間に密

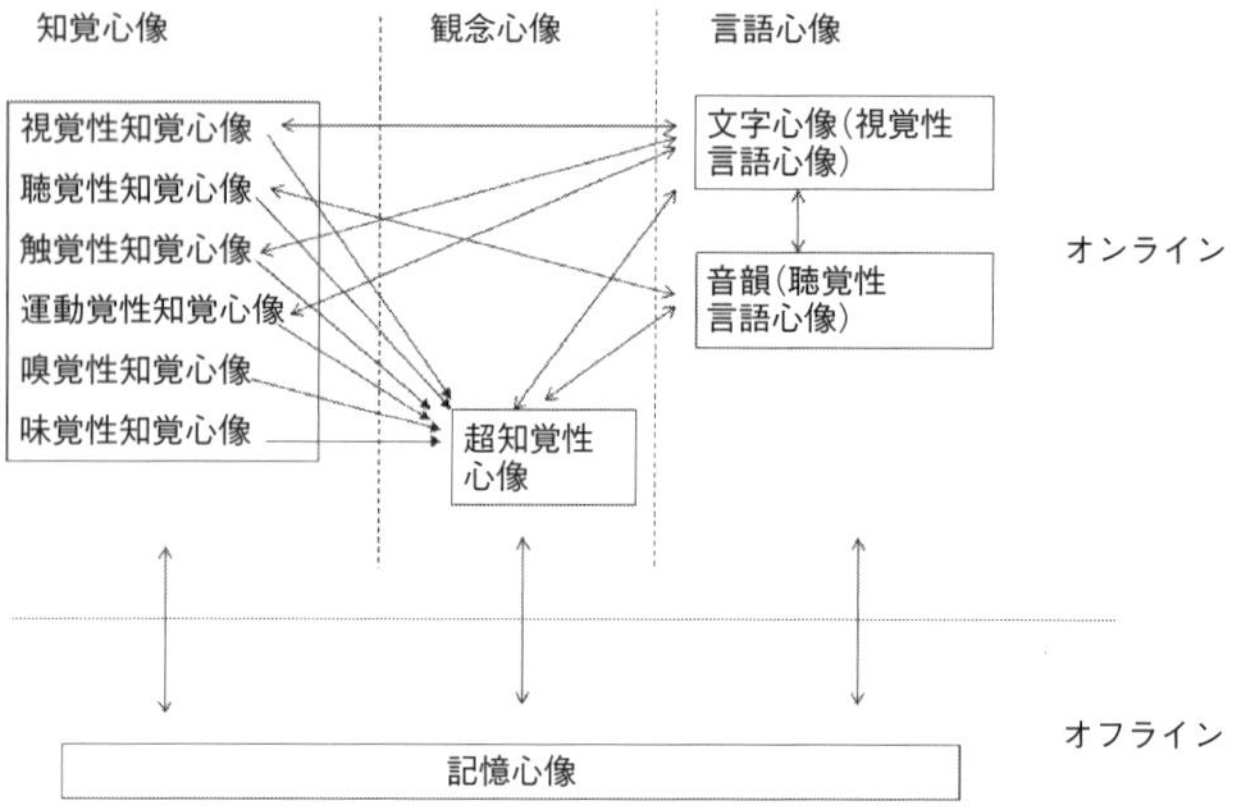

図13　知覚心像、超知覚性心像（観念心像）、
言語心像、記憶心像の関係

生している草を両手でこすったら、香りが放散した」夢をみたという。味については、具体例を引用してないが、コーキンズという学者によれば、三三五例の夢見のうち、わずか二例ではあるが味覚の夢が経験されているという。

いったん感覚系を通して生成され、心に残される心像は、神経系の活動状態に合わせて自由に再生されるだけでなく、自由に再編成もされる。夢だけではない。薬物摂取でも、発熱など病的状態でも、大脳損傷でも、中枢神経系の活動パターンの変化によって、さまざまに変形した記憶心像の活動が報告される。神経系の活動の態様にあわせ、記憶心像は融通無碍に変化するのである。

以上四つの心像の関係を図に示す（図13参照）。入力過程に連動して生成するのが知覚心像、観念心像、そして言語心像である。まとめてオンライン心像と呼ぶことができよう。一方、入力過程と密接に連動せず、入力遮断の状態においても生成されるのが記憶心像で、こちらはオフライン心像と呼ぶことにする。この四つが感情を背景にこころの内容を形作る。

三　知は心像世界を秩序化する働き

意識できない大量の心像

われわれの脳に流入するさまざまな感覚情報や体内情報が心理的経験に移し変えられたとき、最初に自覚される現象が感情である。感情は、自分のもの、自分の経験という、まぎれもない主観性を持つ。この主観的経験は、連続的で瀰漫性、カタチには表象されない。われわれはこの経験をただ「感じる」。この無形の感情がすべての心理経験の土台となる。

この土台の上に、外界情報に応じて知覚心像というカタチが立ち上げられる。立ち上げられたカタチには、どの感覚経由で成立したのかという履歴がつけられている。それがクオリアである。視覚心像には「見えている」という、聴覚心像には「聞こえている」というクオリアがつく。視覚心像は視覚性クオリアと視覚性のカタチを持つ。聴覚心像は聴覚性クオリアと聴覚性のカタチを持つ。感情と知覚心像の違いは、感情はクオリア（感覚性）と広がりと濃淡しか持たないが、知覚心像はクオリアに加えて、凝集性を持ち、輪郭を持つ点にある。

このクオリア付き知覚心像はさらにそれぞれの処理水準を超えて、一つに融合し、新しい性質のカタチを作り出す。各知覚心像から共通の属性だけが抜き出された、抽象性の高い情報のかたまりである。これが超知覚性心像、あるいは観念心像である。この段階のカタチは知覚性性質が背景に退くため、クオリアとしてもカタチとしても、自覚しにくくなる。非常に重要なポイントなのだが、ここにわれわれの意識経験の限界がある。経験したものはなんでも意識できるわけではない。心には意識できない、というか意識化が難しいタイプの心像が大量に作り出されているのである。

言語の魔術

この捕捉しがたい観念心像に音韻心像を貼り付けたものが言語心像である。音韻心像は聴覚心像だから、聴覚性知覚心像の特徴である感覚クオリアとカタチを持っている。言語心像を作ることで、意識は観念心像を知覚心像の明るみへ引き出すことができる。このからくりは知覚心像に対しても、感情に対しても有効である。小鳥の発する音のつらなりは「ホーホケキョ」という音を当てられると、より聞きやすくなる。なんとなく落ちつかない感情にイライラという音韻形式が与えられると、よりわかりやすくなる。クオリアにさえ、ニオイという名前が与えられると少しわかる。言語心像のおかげで、さまざまな異質の心理現象が音韻心像という同じ性質の心理経験に変換される。異質の心理経験を同質の心理経験とすることで、ある秩序が作り出される。言語の魔術である。

このように、こころは常に心像を作り出し、心像を整理し続けている。新しい知覚心像を同じカテゴリーに整理したり、異質の知覚心像を共通の観念心像に昇華させたり、さまざまに生起する事象を時間を越えた共通の記憶心像に吸収したりしている。こうした働きのほとんどは意識されずに行われているが、意識されるときもある。たとえば、こころがこれまでに経験したことのない事象に遭遇した場合、その事象をどのように知覚するのか、知覚したとしてどの観念心像に入れるのか、これまでの経験と同じなのか違うのかなど、さまざまな問題が生起する。こうなると、これまでなめらかに流れていた意識が流れなくなる。この時、この働きは意識化される。「わけがわからん」と思うのである。そして、なんらかの整理が行われると、「あ、そうか」と思う。「あ、そうか」と思うと、この問題は意識から消えてゆく。

簡単にまとめてしまうと、知は「わけがわからん」経験を「わけのわかる」経験へ変換する過程である。この過程は絶え間なく働いており、自覚されるのは、そのほんの一部にすぎない。

第四章　意の話

一　意志とは

意志は誰もが日常茶飯に使う概念である。その意味も誰もが知っている。わが国のある国語辞典（『広辞苑』）は意志を「ある行動をとることを決意し、かつそれを生起させ、持続させる心的機能」と定義している。『ペンギン心理学事典（*Penguin Dictionary of Psychology*, the 2nd ed., 1985）』は、意志〈will〉を「選択肢や行動を自由に決定する内的で個人的な能力」と定義し、さらに「ある行動を選び、別の行動を抑えるという決定にかかわる意識的機能」という付加的説明を加えている。誰でも知っているのだが、その意味を正確に定義しようとすると、このように結構面倒くさいことになる。

第一章で紹介したベインは、意志の心理過程に二段階を区別している。まず、感覚や感情などの刺激に依存しない運動遂行への自発的傾向が無ければならない。ついで、この自発的傾向に、その時たまたま存在した感情が結合する。この時の感情が自発的傾向に方向性を与える。これが意志であるという(Bain, *The Emotion and The Will*, 3rd ed., 1875, p. 303.)。

進化論的心理学を唱えたスペンサーはやや違うことを言っている。まず、こころの中に、二つの運動への観念(つまり運動意図)が生じる。二つとも実現可能な観念である。この二つの観念は拮抗するが、最終的にはどちらかが実現される。この過程の全体が意志であるという(Spencer, 1885)。さらに「動機〈motive〉がなければ意志はない。つまり意志は強い感情を離れては存在しない」と述べて、感情という動機を重視している。

ジェームスも意志を論じている。

すなわち、「われわれは今・ここにないさまざまなことについて、感じたい、持ちたい、したい、と願う。そして、もしこの願いが達成可能だと判断すると、その願いを実現しようとする。これが意志である。そして、この意志が願いを現実にする」と述べている。また意志の本質は、「一つの困難な目的にこころを向け続けること」であるとも述べている。さらに目的とは観念であって、行動ではない点を強調している。彼の正確な表現だと、「意図における心理学的過程の終点、つまり意志が向けられる目標は常に一つの観念〈an idea〉である」とし、意志と行動を明確に分離している（James, 1890）。わたしにはこのジェームスの説明がもっともわかりやすい。

しかし、このような心理現象に力点を置いた意志理解は、二〇世紀に入って、心理学に神経生理学的アプローチが取り入れられるようになると、少しずつ変化しはじめる。

たとえば実験心理学者ヘッブの教科書では、意志〈will〉という心理的概念はどこにも使われていず、代わって意図的行動〈voluntary action〉という概念が用いられている。彼によると意図的行動とは「位相の系列、あるいは概念の系列によって決定される行動」である。ある時間的持続を持つプロセスが生み出す行動ということで、反射的な行動でない、という意味であろう。「この系列は再起性の場合も、予期性の場合もある。だから意図的行動は直前の記憶に影響されることも、将来への期待、言い換えれば、行動の結果への期待によって影響されることもある」と述べている。ここでは、複数の神経過程の系列の展開の結果としての行動が考察の対象となっている。重点は行動にあって、心理現象にはない（Hebb, 1949）。

ラシュリーという心理学者もvoluntary actionを論じている。彼によると、意図的行動とは「予期しうる二つの運動から一つの運動を選択すること」である。そして脊髄だけを残したカエルのプレパラートを例にあげる。このカエルの背中に刺激性薬物をふりかけると、カエルは両足を交互に痙攣させるが、そのうちどちらか片方の足だけが屈伸運動を始めるという実験結果を紹介し、これが意図的行動のモデルだという。そして、人が行動を決断するときも、原理的にはま

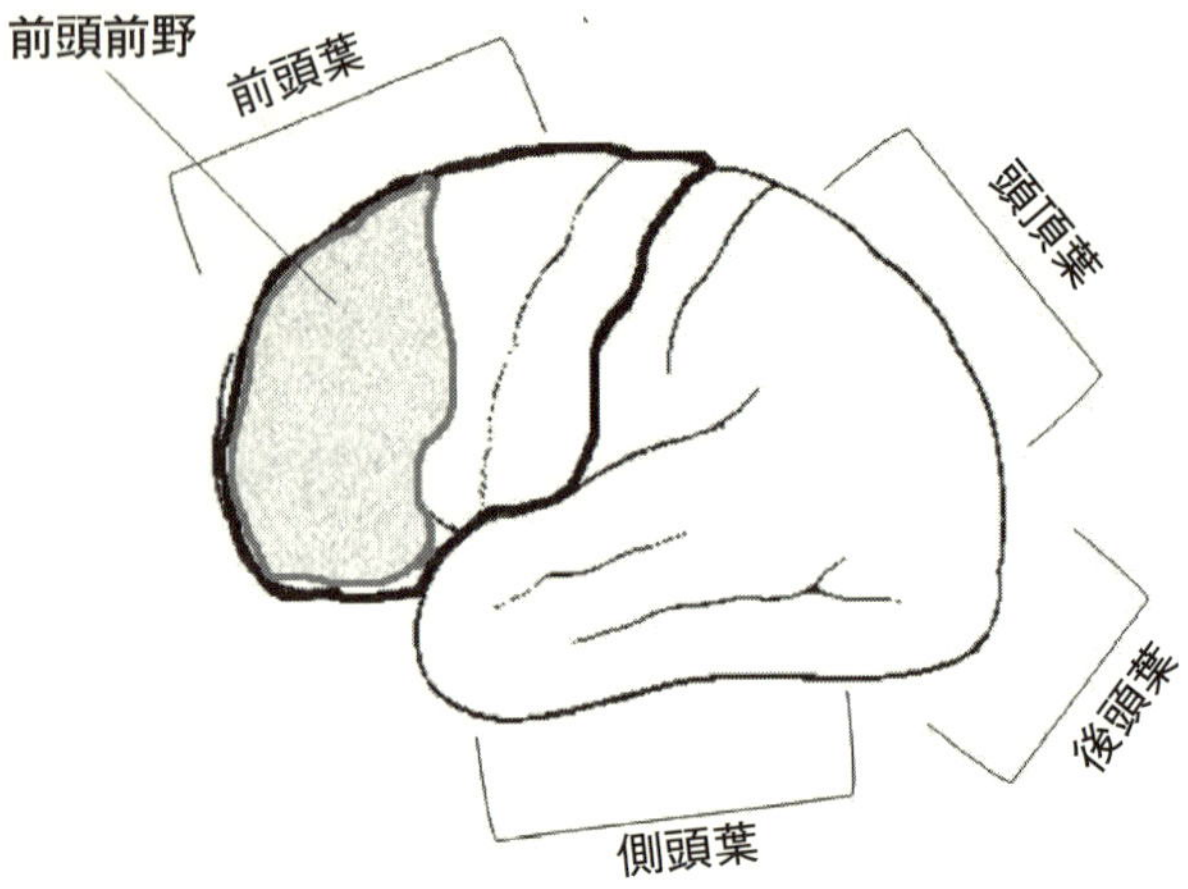

図14　意志生成に重要とされる前頭前野領域の位置を示す

ったく同じメカニズムが働く、と大胆である。やはり、心理過程が脊髄支配の運動過程に置き換えられてしまっている（Lashley, 1958）。

自分のこころを自覚的に制御する働き

最近はさすがにカエルを材料に意志を語る大胆な心理学者はいない。

一九八〇年代以降、人間の大脳の働きを機能画像によって直接観察することが可能となったことがひとつの大きな契機となって、心理過程と大脳の働きとの対応が細かく研究されるようになった。このタイプの脳研究は現在最盛期を迎えており、発表される論文も膨大な数に達している。その結果を一概にまとめてしまうことはまったく不可能だが、わたしの目に入る範囲でいえば、意志という心理過程の研究は、すべて前頭葉という大脳領域、それも前頭前野という前頭葉の中の一領域の働きに絞られてきている（図14参照）。神経心理学的研究でも、意志発現障害を症状の中核とするような神経心理症状はほとんどが前頭葉損傷の問題として研究されるようになってきた（Roberts et al, 1998）。

それはそれで素晴らしい成果なのだが、これで全面解決というわけにはゆかない。カエルの「脊髄」で意志は語れないのと同様に、たとえそれが人間の前頭前野であるにしても、「前頭前野」そのもので意志は語れない。脳の働きイコールこころの働きではない。

ジェームスが注意しているように、意志はこころの働きである。こころの働きは、こころの言葉で考えなければならない。

こころの働きという立場から言えば、意志とは自分のこころ（意）を自分で一定方向へ向ける（志）働きである。それも、自分で意識しつつ、自分のこころを一定方向へ向ける。つまり自分のこころを自覚的に制御する働きである。感情や心像群など、脳の働きの結果、ある必然性をもって受動的に生成され続ける心理過程を、能動的に制御し方向づける働きである。

二　意志と行動の区別

まず、意志と行動を区別しておこう。

意志はあくまでこころの働き、われわれが経験する主観的現象であって、心理過程のひとつである。一方、行動は意志の実現であり、筋肉群の具体的変化、物理的空間における身体位置の変化を伴う。生物学的哲学者とも呼ばれた米国のヤコブレフは、筋肉運動によってなんらかの環境変化を引き起こす行動を「結果実現」〈effectuation〉と呼び、「心理生成」〈mentation〉と区別している（Yakovlev, 1948）。意志は心理活動であって、行動の前段階ではあるが、行動そのものではない。また必ずしも顕在的な行動に結びつかない意志的活動もある。

意志と願望の違い

意志と類似の働きに願望がある。

意志は目的（正確には目的心像）を実現しようとするこころの制御的な動きである。一方、願望はあいまいな将来像をこころに浮かべ、その将来像の実現を期待する感情である。前者では目的が具体的な心理的かたちに収束するが、後者では目的のかたちは拡散して一定しない。

願望が明瞭な目的心像の生成に成功するならば、その段階で願望は意志に転化する。明確な目的心像を生成しえないままであれば、願望は感情にとどまる。何かでっかいことをやりたいと思うのは願望にすぎないが、太平洋をひとりで横断してやろうと決め、その実現に向けて生活スタイルを変えるのは意志である。

こころが行動を導く、という意味では意志と願望は結局同じことかも知れないが、そのプロセスには違いがある。

三　意志は力

われわれが意志という概念で理解している心理的現象には、暗黙のうちに「力」が想定されている。Aさんは意志が強い。Bさんは意志が弱いなどと、われわれは世間話をするが、誰も決してこの手の表現に違和感を抱くことはない。この脈絡で理解されている「力」は、重力の力や加速の力など物理的な力とは力の働く次元が異なるので、比喩的な表現でしかないが、経験的には間違いなく「力」と感じられる現象である。

意志のもつ力という性質を強調したのは、ロックである。彼は述べている。「われわれの中には、われわれの考えや好みによって、われわれのこころの動きや、われわれのからだの動きを開始したり、抑制したり、あるいは続けたり、終えたりする力がある。こころが持つこの、ある特定の時にひとつの観念をこころに浮かべたり、あるいはその観念を抑えたり、あるいは身体の一定部位の動きを選んで他の動きを選ばないという力、あるいはこの逆をやる力、この力を意志と呼ぶ」と。そしてこの力の行使による実際の行動実現を意志遂行〈willing〉と呼んで意志〈will〉とは区別している。(Locke, 1689)。こういう現象学的記載は大変わかりやすい。

この二〇〇年後、くだんのスペンサーも意志は力、それも物理化学的構造と意識構造をまとめる未知の力（エネルギー）の表現であると主張している（Spencer, 1885)。

もっとも示唆に富むのはベルグソンの説である。彼は生命の根源的な力としての生命「力」を想定し、これを生命の根源のはずみ、生命のはずみ、おそろしい推力、生命衝動、生命衝力、不可分の衝動などとさまざまに表現した。この力が植物、動物、人間の進化を進めたというのである（ベルグソン著、真方敬道訳『創造的進化』岩波書店、一九五四、一九六一、原著出版一九〇七)。有名なエラン・ヴィタールである。

エラン・ヴィタールは思弁的で、実証性に欠けるため、最近こうした生命力が真正面から論じられることはない。しかしながら、生命現象において、生命を推進している力を無視することはできない。生命の本質である複製現象にしても、細胞を分裂させるエネルギーが必要である。生命が成長するにもエネルギーが必要である。生命は環境からエネルギーを吸収して、そのエネルギーを消費しつつ、消費のエネルギーを上回るエネルギーを製造して、生命を維持している。

こころの活動においてもエネルギーは消費される。ただ、通常の場合、こころの活動を力と感じることはない。感じないけれども、力（エネルギー）は消費されている。ＰＥＴ（ポジトロン放出性断層造影）やＭＲＩ（核磁気共鳴画像）などで心理過程を推定できるのは、心理活動が血中酸素を消費する、あるいは組織構成成分である水分子の電子配列を動かすなど、エネルギー変化を伴うためである。

意志はそのような客観的エネルギーそのものではないが、なんらかの心理的なエネルギー（力）を必要とする現象である。なにかの誘惑に駆られたとき、この誘惑に乗らないよう、誘惑へ向かうこころの動きを抑えるにはある種の「力」が必要である。この力は「努力」、つまり「力」と表現されてきた。

この力の本態はおそらく感情である。

目的心像と感情の複合体

わが国には中国伝来の「気」という概念がある。気はエラン・ヴィタールに似て、ある種の生命原動力を指している。活力の源である。生気、精気、勇気など「気」がわれわれのこころにゆきわたっている。われわれは何かの困難に向かう時、自分に「気」合を入れる。放っておくと、

「気」が抜けてしまう。事には強「気」で当たらなければならない。弱「気」になれば失敗する。

気は無形の、こころの勢いである。つまりわたしの考える感情の一形式である。幼児は好奇心に満ちて周囲を探索し、動き回る。かれらの絶え間ない動きを突き動かしているのは生「気」である。言い換えると、動きたい、そして知りたい、という未来志向の衝動である。未来へ向かう感情の流れである。生命の力である。

意志が意志であるためには、こころに目的心像を立ち上げるだけでなく、同時に、必ずこの目的を実現するぞ、という未来志向の感情を立ち上げなければならない。この駆動性感情は一般に「やる気」と呼ばれている。やる気は目的心像を強固に持続させるための感情的な仕掛けである。つまり、意志とは目的心像に駆動性感情が裏打ちされたものである。目的心像（観念）だけでもない。感情（やる気）だけでもない。両者が融合した観念・感情複合体である。

目的心像を生成するだけなら絵に描いた餅である。単なる観念心像のひとつに過ぎない。実際の餅を手に入れるためには、必ず餅を手に入れるぞ、という実現に向けての感情（やる気）を動員しなければならない。

四　意志がかかわる心理過程

(一)　注意

目的心像生成とその実現の間には時間が介在する。この間隔は長いことも、短いこともある。間隔がきわめて短い場合、意志という言葉はあまり用いられない。注意と呼ばれる。注意は「こころを注ぐ」と書く。注ぐとは集中することであり、こころを注ぐとは意識をひとつの対象に集めることである。もっとも始原的な意志である。

われわれは覚醒している間、絶え間なくさまざまな対象を見たり聞いたりしている。つまりさまざまな知覚心像を生成し続けている。しかし、これらの外界現象のすべてを鮮明に捕えているわけではない。必要に応じ、自分のその時の行動に必要な対象だけを選び出して、その対象を鮮明化する。対象を意識の中心に持ち込み、ズームアップする。この対象の選択とズームアップに働くのが注意である。

われわれは目を開けているからといって何かを見ているとは限らない。耳が開いている(耳は開きっ放しか)からといって何かを聞いているとも限らない。むしろ見れども見えず、聞けども聞こえずの状態に陥っている時のほうが多いかもしれない。注意を働かすことによって、自分が見たいと思うものを見、聞きたいと思うものを聞くのである。見えているもの、聞こえているもののうち、特定の対象に絞って、「よりよく見よう」、「よりよく聞こう」という考えを立ち上げ(目的心像《観念》)、この目的に向けて注意を働かせる。

注意は意志そのもの

注意はなにか具体的行動を導く働きではないので、意志とは質の違う心理過程のように思われるかもしれないが、自分で自分のこころを動かすという点で、意志そのものである。それに、実は注意は行動も引き起こす。ある対象を「よりよく見よう」という意志が働くと、視線はその対象に固定される。まばたきは止まり、眼瞼は開き、瞳孔は拡大する。眼筋が視線の動きを固定するだけでなく、全身の運動器官も眼球の動きに協調する。視線を安定させるため、姿勢全体が固定される。「よく見よう」という意志が、視覚をよりよく働かせるため、全身をひとつの態勢に持ち込む。

いったん特定の対象に注意の焦点を絞ったとしても、この対象に注意を集め続けるのは難しい。集め続けるためには、「集中し続けよう」という目的観念を常に維持し続けなければならない。この目的心像が弱まると、注意はたちまち末梢からの刺激に振り回されて、狙い定めた知覚対象をそれてしまう。集中し続けるためには、全身の筋肉群の緊張を高め、姿勢を固定して注意を維持しやすいよう補佐してやらねばならない。安楽椅子にゆったりと寛いで何かに集中することはほとんど不可能である。気がつけば眠っているであろう。固い木の椅子に背筋を伸ばして座っているほうが注意は持続させやすい。あることに集中し続けると、ぐったりと疲れるが、それほどエネルギーを消費するのが注意という働きである。

注意は外部刺激の正確な知覚に動員されるだけでなく、内的経験の鮮明な自覚にも動員される。われわれの内的経験（つまりオフラインの心像活動）は決して静止していない。ひとつの心像群が浮かんだかと思うと、たちまち別の心像群にとって代わられる。この絶えず動いている心像群の動きを止め、意識の中央に捉えることができるのは、心の内部に向かう注意の働きのおかげである。

（二）　思考

内的世界（オフラインの心像世界）に注意を集中する働きのうち、少し複雑なものは「思考」と呼ばれている。「知の章」で述べた「思い」あるいは「思想」ではなく、「思考」である。思いに集中する作業である。「考える」というと、ソクラテス、ガリレオ、西田幾多郎、湯川秀樹、ま、誰でもよいが、とにかく偉い学者の専売特許的能力のように思われるが、そんなことはない。

われわれは誰でも意識ある限り、常に考えている。心像群、とりわけ言語的心像群を絶え間なく操っている。

心像群に秩序を作りだす働き

心像はその本質上曖昧模糊としており、焦点を合わせようとすると、逃げたり消えたりしてしまう。とりわけ、超知覚性心像（観念）はつかまえにくい。このつかまえにくいものをつかまえて、お互いに関連づけ、心像群の間に秩序を作り出そうとする働きが思考である。うまくいっても、うまくいかなくても、思考である。

思考は注意以上に意志の力を要求する。

何かについて考えるとき、まず、その「何か」にかかわる心像（群）が意識の中から選び出される。つまり主体がある心像（群）を、その時の自己意識の主題（テーマ）に選び取る。たとえば、「今日の晩、何を食べよう」というテーマが自発的にわたしのこころに浮かぶ。あるいは誰かからそう話しかけられる。すると、わたしは、しばらくこのことについて考えをめぐらす。この間、ほかのテーマは意識から排除される。直前まで、「このコーヒーはちょっとまずいな。あんまり匂わないな。やっぱりインスタントはあかんな。それとも俺の鼻が悪いのかな」と、今飲んでいるコーヒーのことを考えていたとしても、このテーマは排除されて、「うーむ。何にしようかなあ」と夕食が思考のテーマとなる。

コーヒーから夕食へのテーマの変換は、まったく自動的な働きにみえるかもしれないが、弱いなりにも意志が参加する。注意は基本的にひとつのテーマにしか向けられない。「今晩食べたいもの」を意識のテーマとするためには、「今のコーヒーのまずさの原因」というテーマは意識から消えてもらわなければならない。前者をテーマに選択し、後者を排除するのは意志の働きである。たとえが悪すぎるかもしれない。次のたとえならこの事情はもっとはっきりする。

職場で会議が始まるとする。するとこころはそれまで続けていた仕事（別のテーマ）を捨て、会議というテーマを選択し、会議の流れに集中しなければならない。しかし、こころはその本来的な性質として、常にさまざまな心像群を生成している。会議の途中であっても、子供の学校での成績のことが浮かんでくるかもしれないし、今やっていた仕事のことが浮かんでいるかもしれない。発言者のしぐさや服装に誘発されて、発言内容とはまったく別のことが思い浮かぶかもしれない。会議の内容に集中するには、これらさまざまな思いを抑制しなければならない。何かへの集中という働きは、同時に他のものの抑制という働きを伴うのである。しかもこの「テーマとする心像（群）の選択とテーマ以外の心像（群）の排除」という、こころの制御作業を会議の間中、続けなければならない。

脳損傷などで意志の力が弱まると、ひとつのテーマへの集中と、それ以外のテーマの抑制という働きが失われてしまうことがある。このような場合、さまざまな心像群が無秩序に意識を占領する。脈絡を失った記憶心像、知覚心像、言語心像、観念心像が意識の水面で競合する。会話をしても質問に沿った回答は決して返ってこない。「具合はどうですか」という質問に、相手は突然あらぬ方を向いて、「おい、花子。こっちへおいで」などと言う。

(三)　意志から運動へ

意志は運動を制御する。意志の働きの一番わかりやすい側面である。握った右手の人差し指だけを立てようと思う。すると人差し指が立つ。今度は立てた指を曲げようと思う。すると人差し指が曲がる。立てようと思えば立ち、曲げようと思えば曲がる。意志は自分の指の動きを自由に支配することができる。

全身の動きについても事情は同じである。百メートル競走のスタートラインに立ったランナーは、ピストルの轟音一発に注意を集め、全身の筋肉をスタート一点に集中して静止する。意志のすべてを集中して待ち、ピストルに合わせ、運動を開始する。意志が全身の動きを統制する。意志が特定の運動パターンを選択し、そのパターンを目的心像としてこころに浮かべ、その心像を運動に変換する。

意志は筋肉を動かせない

ところで、先へ進む前に意志と運動の関係について、一つの問題を取り上げておかなければならない。それは、意志は目的心像の生成と維持に働くが、意志がどういう過程をへて運動を実現するのかは実はよくわかっていないということである（本章二節、参照）。つまり、意志はこころの動きであり、こころは思うだけで、思いから運動への変換過程そのものは意志の手の届かない別の次元の問題なのである。こころは「人差し指を動かそう」と思う。あるいはこころは「ピストルが鳴ったら走り出そう」と思う。そしてまた、「それ！　今！」、と思う。そして実際指を動かし、全身を動かし始める。「それっ！」という思いはこころの働きだが、この思いを大脳皮質運動野のニューロンの働きに変換し、大脳皮質運動野の人差し指を支配するニューロン群を発火させ、それ以外の運動群の発火を抑制する、というのは神経過程の働きである。あるいは、両足を支配する運動ニューロン群を発火させ、それ以外のニューロン群は足の動きを早めるための補助運動にだけ働かせて、実際に両足を曲げたり伸ばしたりさせるのも、神経ネットワークの複雑な物理化学的な働きである。この神経ネットワークの働きは、実はこころのあずかりしらない現象である。こころは意志を作れるが、筋肉を動かすことはできない。意志と筋肉の動きの間には、未知の闇が横たわっている。

一九六五年、ドイツ、フライブルグのコルンヒューバーとデーケという二人の学者が人間の頭皮から脳の電位変化（脳波）を記録していて、面白い現象を発見した。自分の思った通りのリズムで指なら指を動かすとする。そして、この繰り返し運動に合わせて、その時の脳の電位変化を記録する。一回の運動に対応する脳の電位変化は小さすぎて検出しようがないが、このような運動を何度も何度も繰り返し、その時その時の脳波を重ねてみると、脳波の一見ランダムな動きに隠れていてわからなかった同じ運動に対応する規則的な変化が現れたのである。この電位変化はなんと実際の指の動き（動きの始まりは筋電図で測定）に一秒から一・五秒も先立って始まっていた。つまり、われわれの指が実際に動き始めるよりかなり前から脳は運動実現の準備を始めていることになる。この現象は運動準備電位と名づけられた（Kornhuber and Deecke, 1965）。

アメリカ、サンフランシスコのリベットはこの現象をさらに追及した。繰り返し運動の開始時間と脳波記録を同期させるのではなく、検査を受ける人が自由に好きなときに指を動かしてよいということにし、その動きの始まりに同期させて脳の電位変化を測定した。そして、このような自発的意志に基づく動きの場合、運動準備電位は筋電図で検出した運動開始時点の約五五〇ミリ秒前から立ち上がり始めることを見出した。さらに筋電図による筋肉活動の開始に合わせるのでなく、「よし。今動かすぞ」と思ったときの時間に合わせた脳の電位変化を調べると、この「意識的な運動意図（＝意志）の発生」は実際の筋電図の変化の始まりより三五〇から一五〇ミリ秒

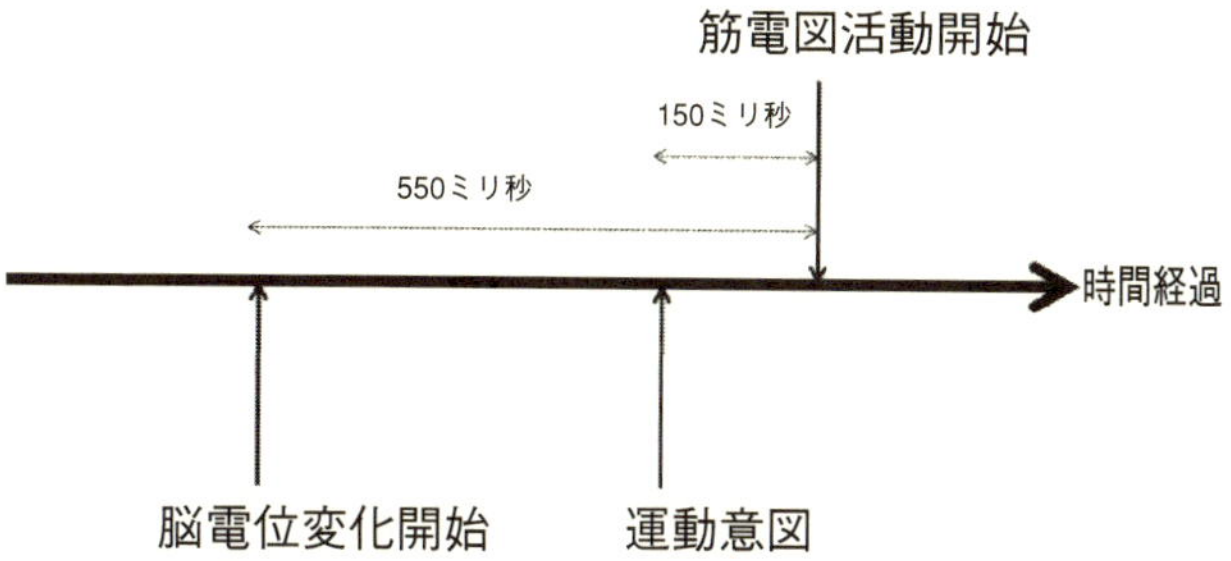

図15　運動意図、運動開始、運動準備電位の
時間関係を示す

くらい前であった。「今動かすぞ」と思った時の時間は実に巧妙な形で測定された。被検者の目の前にオッシログラフが置かれる。この画面上を時計のように円を描いて光のスポットが一周二・五秒の速度で回転する。被検者はこの回転に集中し、自分が「今動かすぞ！」と思った時のスポットの位置を覚え、その位置を時計の針の位置のように申告するのである（Libet, 1983, 1993）。

　複雑な話である。「そら、今、指を動かすぞ」という心理的な経験は確かに実際の運動より前に始まるのだが、それより以前に、既に脳の運動に向けての大脳神経過程は動き出しているというのである。「動かすぞ」という意志。この意志が指の運動を始動させるのではない。「動かすぞ」という意志を意識するより以前に、既に脳神経過程の運動準備は始まっている、ということになる（図15参照）。

　別の研究で、リベットは人間の大脳皮質体性感覚領野の直接電気刺激の経験に基づいて、大脳皮質体性感覚領野に対応する皮膚が刺激されているという感覚を持つためには、皮質を最低限五〇〇ミリ秒は刺激し続けなければならないことを見出している。言い換えると、「自分の体に触れられた」という意識が成立するには、大脳皮質触覚受容野のニューロン群が最低でも五〇〇ミリ秒は活動し続ける必要があるということである。ところが、実際に皮膚を刺激すると、数十ミリ秒後には刺激が知覚される。大脳皮質刺激実験からいうと五〇〇ミリ秒の時間的厚みが意識化に必要なはずなのに、実際の皮膚刺激では、刺激直後にこの情報は意識化されるのである。この不思議な実験データを説明するのに、彼は意識が実際の物理的事件の生起時間を「後読みする」のだと主張している。意識という主観的現象は実際のニューロン過程より、かなり遅れて発生するにもかかわらず、その過程を時間を逆行して定位し、実際の生起時間に合わせているのだという解釈である（Libet, 1978）。

われわれは単純に意志が運動を起こすと、意志と運動を因果関係で結んで考えてしまうが、そんな因果関係は意志（心理的次元の現象）と運動（生理学的次元の現象）の間には成立しない。関係はあるが、その関係は神経興奮が起こり、その結果その神経線維につながる筋細胞が収縮する、といった同一次元の現象に認められる因果の関係ではない。一つの心理現象は一定の神経活動の過程に対応して生成する複雑な現象であって、神経活動の単純な結果に帰しがたいところがある。ジャクソンが遠い昔に繰り返し指摘したことだが、心理と神経活動は同時生起〈concomitance〉あるいは対応の関係にあって、因果の関係にはないのである（Jackson, 1932）。

しかし、このような厄介な話は意識と神経過程の同時的関係に絞られる。リベットの提出している問題は、思いという意識現象と、そのとき同時に動いている神経過程とがどう結ばれているのかという問題である。意志と行動の間に時間が介入する場合、このような問題は消滅する。ミリ秒世界では意志が先か、神経過程が先かはリベットの提示するとおりの難問であるが、ひとつの行動を思いついて、その行動をある時間後に実行に移すまでの時間間隔が秒を超える場合、問題は心理的な時間の流れだけで考えることができる。

（四）　意志と反対意志

少々くどいが、目的心像とは将来の自己が一定時間後に実現しているであろう行動を、ある知覚心像の複合（状景）として、あるいは一つの観念心像として、あるいは一つの言語心像（概念）として立ち上げたものである。この予定行動を実際に行動化するには、さらにこの目的心像を実現させるための準備的行動を予定し、心像化しなければならない。これらが重なってある道筋を持った目的心像群が形成される。この目的心像群を次々に行動化してゆくことで、意志が実現される。

たとえばある若者が画家を目指すとする。

将来の画家は自分が見事な絵を描いている姿、あるいは自分の絵が展覧会に展示されている状景、あるいはその絵の前に立って賛嘆の声を上げている人の姿などなど、さまざまな心像をこころに立ち上げる。同時に「画伯」という言葉を立ち上げるかもしれない。あるいは「プロの画家」という観念を立ち上げるかもしれない。

こうした未来へ投射する心像を現実のものとするためには、ただいまただちに絵筆を持って絵を描き始めればよいわけではない。それも大事だが、絵の勉強を本格化するには、このまま独学で始めるか、誰かに教えてもらうため絵の教室に入るか、まず受験勉強をして芸術系の大学を目指すか、勉強するにしても地元でやるのか、大都市へ出るのか、はたまた外国へ出るのか、さまざまな過程をイメージしなければならない。もし、独学で絵を始めるとするならば、今度はどうやって生活を支えるのか、親を説得して援助してもらうのか、アルバイトで収入を得て空いた時間を絵に使うのかなどなど、将来の生活心像を描き、そのうちで、もっとも実現可能なものを選択してゆかなければならない。

ところが厄介なことに、ひとつの目的に向かう意志が生成されると、こころには必ずそれに反対する意志も生成される。画家になろうという意志に対して、そんなことムリムリ。やめておけ。今の生活を続けようという反対の意志が立ち上がる。将来の画家心像を目的心像として安定させるには、この反対観念を抑制しなければならない。

意志という働きの本質

遠い将来に向かう意志でなく、もっと直近の話でも、事情は同じである。たとえば眠りを考えてみよう。われわれの毎日の眠りはただの生理学的活動の繰り返しにみえるかもしれないが、この当たり前の行動にも、しっかりと意志が働いている。早い話、眠くなったからといって、ところ構わず眠ってしまうわけにはゆかない。たとえば、車の運転中に眠くなっても、そのまま眠るわけにはゆかない。このような状況では、少し眠ろうという意志と、起き続けようという意志が拮抗する。運転を続けるためには、前者を抑制し、後者を選択し続けなければならない。前者が優位に立った場合、車を道路わきに止めて仮眠をとることになる。

自宅のような、眠ければいつでも眠れる環境にあっても、「眠ろう」と「起き続けよう」の二つの意志は同時に生起し、拮抗する。不眠傾向のある人の場合、眠気が来て、さあ眠ろうという意志を働かせると、たちまち眠らないぞ（起き続けるぞ）という反対の意志が頭をもたげる。眠ろうと強く思えば思うほど、起き続けるぞという思いも強くなる。自覚的には、眠ろうという言語性心像しか生起していないように思えるかもしれないが、起き続けようという反対意志も観念心像として、しっかり立ち上がるのである。起き続けようという意志の力が、眠ろうという意志の力を上回ると、眠りはいつまでたっても訪れてくれず、目はますます冴えてくる。意志の葛藤に疲れ果てて、眠りを要求する身体的ホメオスターシスが意識的過程を圧倒したとき、はじめて眠りが訪れる。

次の例だと、この構図はもっとわかりやすいかもしれない。

たとえば不安神経症のなかに、不潔恐怖と呼ばれる症状がある。

手が汚れているのが気になって、手を洗わずにはいられなくなるのである。ある人のこころに「手に何か汚いものがついてしまった」という観念が生れるとする。するとこの観念を消すため、「手をしっかり洗って、汚れを落とそう」という意志が生じる。この意志を実現するため、「手洗い」という具体的行動が開始される。一通り洗って、手洗いを終える。普通はこれでおしまいである。ところが不潔恐怖状態では、ここで終わりにならない。というか、終わりにできないのである。「これで終わり。手洗いを終わろう」と思う時、われわれは「これで、この行動を終わる」という意志を立ち上げ、行動を止める。ところが、不潔恐怖では、行動停止意志が立ち上がると、たちまち正反対の「もっと洗おう」という行動意志が立ち上がるのである。こころが手洗いの結果を点検して、「まだ十分でない。洗い落としがあったかもしれない」という判断を提出する。この判断に従って、「もう一度念を入れて洗い直せ」という新たな意志が立ち上がる。「終わろう」と「もう一回洗おう」という反対の意志が同時に成立し、拮抗する。そして汚れを完全には洗い落としてないのではないかという疑いに後押しされた、「もう一度洗いなおそう」という意志が勝利する（選択される）。そして手洗いが再開される。症状が強いと、この心理過程が何度も何度も繰り返されるという悪循環に陥ってしまう（Mayer-Gross, 1969）。こころのどこかでは、どうしてこんな馬鹿馬鹿しいことをやっているのかという判断が働いてはいるのだが、汚れが落ちていないかも知れないという強い疑念が、馬鹿げているという判断より優位に立ってしまうのである。客観的には同一行動の強迫的反復に過ぎないが、当人のこころでは意志と意志の鋭い抗争が繰り返される。

このように、意志という働きの本質の一つは、一定の目的心像を選択しその実現に向かおうとする意志と、それとは異なる目的心像を選択してその実現をはかろうとする反対意志の、二つながらの同時生起と対立にある。例にあげた不眠症や不潔恐怖など病的な心理状態は、正常心理状態では起こり得ないことなのではなく、正常心理で生じる普通の過程が、拡大され、強化されて起こっているのだと考えられる。不安という感情が、普段は隠れている心理過程を増幅し、露わにするのである。

われわれの意識に浮上する心像群は常に複数である。この中から、必要な心像群が意識に選び取られ、不必要な対立心像群は抑制される。これが注意や思考の働きであるが、この基本的性質は、意志においても変わらない。注意や思考といわゆる意志（一般に理解されている意志）に違いがあるとすれば、注意や思考に関与する選択と抑制の過程はきわめて短く、無意識的にも働きうるが、意志に関与する選択と抑制の過程は長期にわたり、この過程を活動させ続けるためには、常に意識が介入し続けなければならないという点にある。

五　意志生成の契機

われわれは遠い将来へ向けての行動意志をどうして作り出すのだろうか。意志強固な人と意志薄弱な人は何が違うのだろうか。

誰もが抱くこの切実な疑問に明白な答えはないが、わたし流にひとつの単純な仮説を立てるとするならば、それは目的心像の「厚み」の違いである。

意志が強いということは、ひとつの目的心像を長期にわたってぶれずに把持し続けられるということである。このためには目的心像はある程度、具体性を帯びていなければならない。具体性を帯びた目的心像とは、目的心像にかかわる心像が数多く重なり合い、加えて目的にいたる道筋にかかわる心像も多く重なり合って、心像が厚みを増している状態である。

世の中には父親や母親の職業をつぐ人が結構多い。なぜだろうか。身近な肉親の日々の生活が自分の将来像として蓄積される。肉親を肯定的にみている場合ならば、こういう生活もいいなという感情も貼りつけられる。未来心像が多いほど、それに貼りつけられる未来志向の感情も厚みを増す。未来志向性感情の厚さとは、すなわち実現にむけてのやる気度が強くなるということである。

まったく知らない仕事を目的として選ぼうとする場合、目的はイメージされるが、そのイメージを強化する心像群は容易には形成できない。具体的な手本がまわりにないから、どうしても書物や伝聞に頼ることになる。目的心像は散漫に分散し、意識の片隅にわずかの位置しか占めることができない。さらに目的心像のモデルが身近に存在しないため、具体的な手触りもない。当然、目的心像に貼り付けるべき未来志向の感情もそう多くは生まれない。未来へつながる感情が厚みを増さなければ、そうした感情の総体であるやる気という推進力も強くはなりにくい。

意志はなにも特殊な働きではない。誰にでも備わっている力である。しかし、意志の強化は難しい。他人が強くしてやろうと思って、強くできるものではない。育ててやろうとして育ててやれるものでもない。意志はまぎれもなく主体のものであって、他の誰にも属さない。この主体的意志を形作るものはいったい何なのだろう。わたしは三つの契機を重要と考えている。身体的、状況的、言語的（概念的）契機である。

（一）　身体的契機

意志形成の最大の契機は身体的必要である。

今や一般常識になっているが、われわれの身体には内部環境を一定状態に維持するための絶妙な仕掛けが散りばめられている。この仕掛けをホメオスターシス（内部環境の恒常性維持）というわかりやすい概念でくくったのは、カナダの生理学者キャノンであった。この働きを精密化させたおかげで、われわれは身体の水環境を維持しつつ、水中から陸上へと生活の場を拡げることができたのである（キャノン、一九八一）。実際、われわれの身体組織の五〇％から六〇％は水である。それも海水に近い塩分組成を持った水である。この水環境を維持するため、個体は体内環境の変化を告げ知らせる信号に不断に耳を傾け、その信号を検出して、変化に対応するためのさまざまな仕事を遂行する。

このような身体的必要に直結した個体の行動は、しばしば本能行動と呼ばれ、意志は介在していないように思われがちだが、決してそんなことはない。動物はいざ知らず（動物でも意志は働いているとわたしは考えているが、百歩譲って、それはわからないことだとして判断を留保するとしても）、人間の場合、意志の介在しない行動はない。かならず、意志が行動を制御する。

単なる本能ではない

たとえば、体液中の塩分濃度が落ちると、われわれは塩辛いものが欲しくなり、実際に塩分を取ろうとして行動を起こす。イギリスの医学者ネイサンがこのことにまつわる悲劇を紹介している。すなわち、塩を異常に欲しがる三歳の幼児がいた。両親はこの子がひたすら塩に突進し、塩をなめつづけるのに困惑し、病院に入院させた。原因を探ろうとした主治医が塩分摂取を制限して通常の食事を与え、様子をみていたところ、この子はなんと死んでしまったという。実は、この子は副腎機能不全のため、塩分が体内に蓄積せず、常に外部からの補給を必要としていたのである。ネイサンが引用している母親の言葉を引用する。この子が一八ヶ月のときのことである(Nathan, 1982)。

「ある時、お昼に食事を食べさせようとしたのですが、なにかほかのものを欲しがって泣き続けました。欲しいものが食卓には見当たらないらしく、食器棚を指差し続けるのです。何が欲しいのかわからなかったものですから、抱き上げて食器棚の前に連れていってみました。この子はたちまち塩入れをつかみました。何をしたいのかまだよくわかりませんでしたので、そのまま持たせました。するとこの子は塩入れの塩をぶちまけて、それに指を突っ込んで舐め始めたのです。それ以来、この子はこの塩入れを横に置いてやらないかぎり、決して何も食べようとはしないのです。」

この子の体で塩分が減少すると、塩分濃度を一定に保つため、身体が塩分を要求する。この子には塩というものの名前はわからない（言語心像はない）。しかしこれまでの短い経験から自分のからだが要求しているモノを知っており（観念心像はある）、それを手に入れたい、というはっきりした意志を持っていたのである。単なる本能では決してない。からだが要求するものを獲得するため、泣き叫び、食事を拒否し、欲するもののある場所を指で差し続け、自分では動けないから、母親に自分を食器棚の前まで運ばせる。そして食器棚から目的の塩を取り出す。行動は目的に向かって一貫している。明白な意志が働いているのである。

塩分のような特殊なものでなく、水であっても、事情は同じである。水分が欠乏してくると、喉が渇く。渇きは、水分を増量する必要があるぞ。からだに水を補給せよ、というからだからの信号である。われわれはこの信号に駆動されて、水を取ろうとする。しかし、「水がほしい」という欲望がわいたからといって、水が目の前に現れるわけではない。われわれは、この願望を明確な目的心像に変え、水獲得に向かう。自分のイメージに合う水を手に入れるまで、意志が行動を制御する。炎天下の道を歩き続けて、強い渇きを覚える。そして、たまたま一筋の川に出合ったとする。しかし、もしこの川がどぶ川であれば、われわれは決してその水を飲むことは無い。たとえ、清流であっても、接近が危険であれば、その水の獲得をあきらめる。後、三〇分かかるとしても、どこかの民家まで、あるいは街角の自動販売機まで、あるいは喫茶店まで、渇きを抱えて歩き続けるであろう。

このようにホメオスターシス起源の欲望感情に駆動される場合でも、実際にその欲望を実現する過程には意志が参加する。意志が行動を制御し、目的達成への行程を管理するのである。

びろうな話で恐縮だが、下痢感のような切迫した身体的要求に対してさえ、こころは簡単にその要求に応えるわけにはゆかない。街中で、突然腹痛が起こり、下腹部が動き出しそうになる。からだはただちに大腸内容物の排泄を要求するが、意志はその要求を抑制する。どこかしかるべき場所を見つけなければならない。それまでは絶対だめだ。辛抱しよう。意志はトイレのあり場所、そこに到達するまでの時間、道順を思い浮かべ、目的地に到達するまで、身をよじりながらも、肛門括約筋を閉じ続ける。トイレに入ったとしても、直ちに括約筋をゆるめるわけにはゆかない。脂汗を流しながら、排泄の準備をし、体勢を整える。切迫下痢感は、大腸の水分吸収機能が停止し、大腸に大量の水分が貯留したための、緊急の原状回復要求だが、この信号に応えるためには、意志が一連の行動を制御しなければならない。

ホメオスターシスの変化は感情の変化となって意識化され、行動の契機となる。しかし、契機がそのまま行動に直結するわけではない。あいまいな身体要求（感情として感じられる）は、こころの中で明確に目的心像化され、その目的に至る行動手順も心像化されて、意志の制御下におかれる。身体信号とその充足行動が直結し、意志が介在しない場合は衝動行動と呼ばれる。臨床では、意識水準の低下した時、あるいは知能が低下した状態でしばしば認められる。

（二）　状況的契機

状況と意志生成

われわれは社会的存在である。集団の中で生まれ、集団の中で育ち、集団の中で生き、集団の中で死ぬ。もう少し正確に言うならば、集団がわれわれをこの世に送り出し、われわれを育て、生かせ、死なせる。生まれるときはひとりで、死ぬときもひとりだとも言うが、ある種の抽象にすぎない。父親と母親がいなければ、われわれはこの世には決して生まれようがない。死ぬことすら、決してひとりの行動ではない。死に至る過程には多くの人々が関与する。

人間集団は親、兄弟姉妹、家族、親戚、友人、知人、近隣の人、職場の人、村、町、市、府県、国、世界と小さな核から大きな社会まで、何重もの輪から成り立っている。重層する人間関係が複雑な社会関係を作り出す。この複雑な状況がわれわれの意志生成に大きく影響する。たとえば、長く江戸時代の武士行動を支配した義か忠かという問題。義は公共にかかわり、忠は自分の主君との人間関係にかかわる。自己を集団の中でどう位置づけるかによって意志決定の枠組みが変化する。時に応じ、場所に臨んで、どちらの基準にのっとって意志決定すべきか、武士たちは迷った。あるいは戦前のわが国を支配した、天皇陛下のためという行動基準。生物的必然として自己あるいは家族のために使われるように作り上げられてきた意思決定基準が、天皇というシンボルを頂点とする人為的政治的基準に移管されてしまったのである。国民は国家という抽象的人間集団が要求する抽象的意志決定基準に悩まされた。

状況は人間だけが作り出すわけではない。道具、室内環境、建物、街などの人工物。道路、庭、公園、田畑、川、池、山、海浜などの人為的環境。人の手が入らない自然風土など、さまざまな物質的環境がさまざまな配置をとって、われわれを取り巻いている。

こうした環境は、ただ静かにそこにあるわけではない。環境はさまざまに変化する。この変化はわれわれの判断を変化させる。われわれ自身もまた状況の構成員であり、われわれの行動がまた状況を変化させる。この変化もわれわれの判断に影響を与える。

和辻哲郎は世界の風土を大きくモンスーン、沙漠、牧場の三類型に分け、風土がいかに民族の性格形成に影響するかを論じている（『風土——人間学的考察』岩波書店、一九三五）。わたしの師である精神科医の中井久夫は農耕社会と強迫性性格の密接な関係に注目している（『分裂病と人類』東京大学出版会、一九八二）。性格の問題は難しすぎ、わたしの手にはおえないので、これ以上深追いしないが、風土は社会同様、意志形成の重要な契機である。

環境依存症候群

それはさておき、きわめて狭い具体的な環境においては、なおさらわれわれは状況に無関係ではいられない。さまざまな脳損傷症例がそのことを教えてくれる。たとえば、フランスの神経医レルミットが、その名もずばり「環境依存症候群」と名づけた症候群がある。その名の通り、環境が行動を誘発するのである(Lhermitte, 1986)。

すなわち、ある患者は主治医のレルミットが彼の血圧を測ろうと、血圧計を取り出し、机に置くと、なんと彼自身がその血圧計を取り上げて、マンシェットをレルミットの腕に巻きつけ、丁寧に血圧を測り始めた。彼はついで舌圧子を取って、レルミットの口へ持ってきた。レルミットが口を開けると、舌圧子を口の中へ入れ、口の中をのぞきこんだ。さらに、打腱ハンマー(膝蓋腱反射などを調べる道具)を手に取り、レルミットの膝を叩いた。レルミットがどうでしょうかと尋ねると、彼はあなたの健康状態に問題はありませんね、と答えたという。

レルミットが不意に診察室を出て駐車場へ向うと、彼もついてきた。レルミットが車に乗り込むと、彼も反対側のドアを開けて隣の席に座り込んだ。その後、公園へ行き、レルミットが花壇にしゃがんで花を摘むしぐさをすると、彼もしゃがみこみ、実際に花を摘んで花束を作ったという。

数日後レルミットが尋ねてみると、彼はこの出来事を鮮明に覚えていた。なにも頼んでないのについて来たので、びっくりしたと言うと、彼はレルミットがなぜ驚いているのか理解しなかったという。

同じ論文に、もう一人別の症例が報告されている。この患者もさまざまな状況で、環境に適合した、しかし主治医といるにしては不都合としか考えられない行動をした。たとえば、レルミットが診察室を出て、自宅の周りを散歩すると、彼もついて診察室を出、散歩に同行した。レルミットが診察室でなく、近くの自宅に戻ると、彼もついてきた。レルミットが寝室に入ると、彼も入ってきた。さらに彼は、ベッドスプレッドが外され、シーツがめくられているのを見ると、衣服を脱ぎ、ベッドにもぐりこんで首までシーツをひっぱりあげて眠ろうとする体勢をとった。しばらくしてレルミットが脱ぎ捨てられた衣服を指差すと、彼はベッドを抜け出して、順序正しく服を着たという。

二例とも、ある環境に置かれると、あたかもその環境が提示する事物の配置に命令でもされたかのように、一連の行動を開始したというのである。冗談みたいな話だが、超一流の神経学専門誌に発表された報告である。ちなみに、二例とも前頭葉に病巣を認めている。

レルミットは、それ以前にも彼が「利用行動（使用行動とも訳される）」と名づけた行動異常を報告している（Lhermitte, 1983）。患者は目の前に道具を置かれると、使うように指示されたわけではないのに、その道具を使用してしまうのである。

たとえば、脳動脈瘤破裂で入院した、六二歳の女性患者。彼女の目の前に水の入った水差しとグラスを置くと、彼女はごく自然にその水差しを取って、グラスに水を注ぎ、ごくごくと飲んだ。リンゴとナイフを置くと、ナイフでリンゴを剝き、食べた。ナイフとフォークと空の皿を置くと、それらを持って皿の上で食べ物を切る振りをし、ついでその切り取った食べ物を口へ持ってゆく振りをしたという。一ヵ月後、この不思議な症状は消失した。この論文では、ほかに五例、同じような症状が記載されている。

利用行動は内的な動機（身体的動機）なしに誘発される。その証拠としてレルミットは食事をとった直後でさえ、実際に食べ始め、排尿した直後でさえしびんを使い始めた例を挙げている。ここに引用した症例の場合だと、本人は皿に食物は載っていないのに、食事のパントマイムをやっている。空腹とか尿意が行動を誘発するのではなく、眼前の道具の存在が行動の契機となっていることが明らかである。

刺激への強迫的反応

環境依存症候群と利用行動には明らかな共通性が認められる。医師の行動が暗黙のうちに患者に指示的に働いているという点である。患者は目の前に置かれる事物を、ただの外在対象とは見ず、なんらかの行動を起こすための信号と解釈してしまう。レルミットは社会的・物理的環境が使えという命令を発し、本人がその命令に従うのであり、本人の自律性が失われた状態と解釈している。つまり、主体的意志が失われてしまっている、ということである。

しかし、本当にこれらの行動に意志は働いていないのだろうか？　まったくの衝動行動か、夢遊症でもないかぎり、意志なしの行動は考えにくい。覚醒時の意識的な行動なのだから、意志は働いているはずである。「使おう」という意志が後押しするから食器を使い、「花を摘もう」という意志が働いているから、花を摘むのである。ただこの意志は、確かに自発的な契機に基づく意志ではない。意志は意志だが、主治医の暗黙のそそのかし、あるいは暗示によって作り出された意志である。つまり、「主治医が使ってみて、と誘っている」と、本人が医師の態度を解釈し、その解釈に基づいて「使おう」という意志を立ち上げているのである。受動的で弱い意志であることは認めるが、意志には違いない。

この症状が本当に病的なものかどうか疑問を抱く読者もあろう。主治医と一緒なら、誰でもそんなことはやりかねないと思われるかもしれない。しかし決してそんなことはない。このような行動は脳損傷のない人には決して起こらない。いくら主治医や心理士がさも使ってほしそうに道具を前に置いてそそのかしたとしても、その道具に手を伸ばす患者はいない。たとえ万一手を伸ばしたとしても、せいぜい触るだけで、診察医の前でそれを平気で使い始めることは決してない。

正常な心理状態では、事物・事象は自己の外の事物・事象としてありのままに捕えられ、それらが利用行動を引き起こすことはないのである。外在刺激と主体の間には、一定の心理的な距離が存在する。

ところが、環境依存行動や利用行動のような病的状態では、この距離が失われ、状況が行動を促す直接的な契機となる。主治医を含めた外在物が行動誘発の刺激となるのである。ゴールドシュタインという神経医は、脳損傷患者にみられるこうした外在刺激とこころの間の心理的距離の喪失を刺激拘束、あるいは刺激への強迫的反応と呼んでいる（Goldstein, 1963）。

このように、レルミット症候群（上記の環境依存行動と利用行動をこうまとめておく）では、状況が刺激となって一定の行動を誘発するが、それでも、刺激と行動の間には、たとえそれが弱いものであれ、主体の意志が介在するのではないかと思われるところがある。ところが、刺激がもっと強い力で行動を拘束してしまう場合がある。

道具の強迫的使用現象

一九八二年、ちょうどレルミットが利用行動を報告する一年前のことだが、当時兵庫県立姫路循環器病センター神経内科でわたしの同僚だった森悦朗医師（現東北大教授）が「道具の強迫的使用」と名づけた不思議な症状を報告した（森ら、一九八二）。

この症状を示したのは六〇歳の脳梗塞の患者で、右上下肢に運動障害を生じていた。右足に強い麻痺があったが、さいわい右手には麻痺はなかった。しかし、右手の動きはおかしく、「病的把握現象」と呼ばれる症状を示していた。すなわち、右手に触れるものを、それがなんであっても強く握り締めてしまうのである。たとえば、ベッドに寝ている時は、手に触れる衣服や寝具をしっかりとつかんでいた。また、診察用の打鍵器（ハンマー）を見せると、右手を伸ばしてスッとつかんでしまった。主治医が彼の手を差し出すとその手をつかんだ。このような把握運動は赤ちゃん時代には見られるが、成人では決してみられないので、「病的」なのである。この現象は神経内科医なら誰でも知っている症状で、左前頭葉内側面損傷で起こることもわかっている。臨床家にとってはそんなに不思議な症状ではない。

不思議なのは次の行動だった。

医師がこの人と机をはさんで向かい合って座り、机の上に櫛を置く。その名前を聞くためである。すると、彼女はその櫛を右手で取り上げ、自分の髪を梳き始める。スプーンを置くと、右手に持って口へ入れる。鉛筆を置くと、机の上にあった紙の上に線を引く。ハサミを置くと、このハサミで自分の衣服を切ろうとする。しかも、ここが重要なのだが、この人は櫛を持ったからといって髪を梳くべきではなく、ハサミを持ったからといって自分の服を切るべきでないことは十分にわかっているのである。そもそも手に取るべきでないことも、わかっている。その証拠に、彼女は左手で、右手の動きを抑え込んだり、右手が握った道具を取り去って、右手が取れないように、遠く離れたところへ置こうとしたり、いろいろと努力する。右手だけが見せられた道具に反応してしまうのである。

右手の動きだけを見ればレルミットの利用行動に似ているが、この人の道具使用運動は、右手だけに限局していて、全身には及ばない点で、利用行動と決定的に異なっている。おかしな表現だが、「右手以外の本人」は見せられた道具は自分の認知能力を調べるために提示されているのであって、使わせるために提示されているのではないことを正しく理解し、そのように行動している。自分の置かれた状況とその中での自分の立場を正しく理解している。左手は本人のこころを代表して、右手の勝手な動きに困惑し、右手を押さえ込もうとさえするのである。

いったい何が起こっているのだろうか。

われわれの大脳は左半球と右半球の二つに分かれている。おおまかに言って左大脳半球が反対側の右手の動きを支配し、右大脳半球が反対側の左手の動きを支配する。左半球が左手を支配し、右半球が右手を支配する同側性の運動経路も存在するが、それほど強力ではない。原則は交差支配である。

この人の場合、道具（櫛）を見ると道具の観念だけでなく、その使用にかかわる運動記憶が喚起される。運動記憶はさらに運動実行システムを駆動して、実際に右手を動かしてしまう。この右手の運動実行システムは、交差支配の原則からいって、左半球に存在するものと考えられる。

しかしまたこの人は、道具（櫛）を見ると同時に、自分が診察室にいること、医師が道具を提示していることなど、道具を含むもっと大きな状況をも見ている。そして、この状況に照らして、提示される道具はなんらかの認知課題のための小道具に過ぎないことを理解する。当然ながら、この人はただ櫛を見、それが櫛だと判断するだけで、行動を起こそうとはしない。この判断が全身運動系を制御して、左手を含む全身をそのままの姿勢に留まらせる。この全身運動制御システムがどこに存在するのかははっきりしない。右半球かもしれないし、左半球と右半球の共同によって作り上げられているのかもしれない。そこのところはよくわからない。よくわからないが、このシステムが全身を管理していることは間違いがない。

森症例では、この二つの行動意図がひとりの患者の中に同居しているのである。つまり、「櫛の知覚↓櫛の意味理解↓右手による櫛使用の運動記憶の喚起↓右手の櫛使用運動の実行系の駆動」という一連の認知過程と、「全体状況の知覚↓患者としていままでの姿勢で診察を受け続ける必要性の理解↓座位姿勢以外の余分な運動衝動の抑制」という一連の認知過程が、ふたつ同時に発生し、競合する。ここから先がややこしいが、この競合の結果、右手についてだけは、右手駆動系が優位に立って、右手を支配する。右手以外の全身については、全身運動実行系が優位に立って、全身を支配する。全身運動実行系は意識と直結しているため、「使ってはいけない」という意志を持つ。左手はこの意志に従って、右手の動きを押さえにまわるのである。

この症例の病巣は左半球前頭葉内側面にあった。かなり大きい病巣である。左右大脳半球をつなぐ脳梁という神経束も一部破壊されていた。この結果、左大脳半球の右手制御機構が、なんらかのメカニズムによって、意識的な全身運動制御機構から切り離され、解放されてしまったものと考えられる。この右手の使用運動はかなり強力で、本人の判断による自発的抑制意志のみならず、医師からの使わないようにという抑制命令をもってしても、制御できなかった。道具使用現象の前に「強迫性」という形容詞をつけた理由である。

森例では、道具の強迫的使用現象は右手だけに見られたが、左手も含め両手で道具の強迫的使用現象が生じた例も報告されている（本村ら、一九八八）。すなわち本村らの症例は、眼鏡を見ると、両手を使って眼鏡をかけた。ところが掛けないようにと禁止されると、両手で眼鏡を掛けた後、左手でこれをはずしたという。あるいは紙と鋏を見せると、右手に鋏を持ち、左手に紙を持って、紙を切ってしまい、その後、左手が右手の鋏を動かす運動を抑制した。あらかじめ、使用を禁止しておくと、今度は右手で鋏に触れ、動かすのみで、使用動作は起こらなかったという。この場合は、右手のみならず、左手も一部使用行動に参加しており、レルミットの利用行動との連続性が認められる。

状況生成性の意志と自己生成性の意志

道具の強迫的使用現象を示した患者の右手、より正確にはこの人の右手を制御している心理過程は、目前の刺激が日常慣れ親しんだ道具であることを認識するや否や、そのままその道具を使用してしまう。自動的な神経過程が解放されて、勝手に活動する。しかし、患者は道具の種類をちゃんと区別し、危険なものや馴染みのない道具は使おうとしない。道具を使うときの、その使い方も適切で、熟練した動きである。ある程度の判断過程は働いていると考えてよい。しかし、自分の手ながら、右手は勝手に動くのであって、「自分が動かす」、「自分が使う」という能動的な意志は生じていない。

レルミット症候群の場合はどうだろう。

レルミットは、「道具を使うな」とか、「私についてくるな」などという命令は決して出さなかったと述べているので、使用禁止命令を出した場合、患者がどう応じたかは、まったく仮定の話になってしまうが、おそらく、使うなと言われれば、使用を停止し、ついてくるなと言われれば、公園へはついてゆかなかったのではないか、と想像される。患者は、自分を取り巻く状況の全体を正しく理解できず、特定の対象（使用対象）や主治医の存在の意味だけを拡大し、自分の都合に合わせて解釈してしまう。そしてこれらの具体的な刺激が、この道具を使用せよ、あるいは私についておいで、という暗黙の指示となって、患者のこころを支配する。つまり、道具の強迫的使用現象とは異なって、レルミット症候群ではある程度の意志は立ち上がっているが、その意志は環境からの暗示を、自分の行動開始の契機としてしまう程度の、弱い意志である。意志は意志でも、暗示に対して、肯定的、促通的、あるいは後追い的にだけ働く、かぼそい意志である。

いずれにしても、道具の強迫的使用現象やレルミット症候群は、特定の刺激や特定の環境が行動発現の契機として、強い力を発揮しうることを示している。特に、レルミット症候群では、自律的な意志の生成は明らかでなく、被暗示性意志だけが行動を支配している。たぶん、このような被暗示性の意志はわれわれのこころに常に立ち上がっているのではないかと思われる。ただ、健常なこころでは、自分で自分の行動を決定するのだ、という自発的で自律的な意志の働きだけが自覚され、被暗示性意志はあまり意識に浮上しない。

もっと一般的に言うならば、自己を取り巻く社会的環境や、自分への周囲の期待が、自分のこころに作り出す被暗示性の意志（状況生成性の意志）と、状況を超えた水準の判断に基づく意志（自己生成性の意志）は常に並存する。こころはこのどちらかを選択して、行動を決定する。それまで状況生成性の意志であったものも、主体が意識的に選び取れば、選び取られた段階で自己生成性の意志に転化する。状況に従おうとする受動的な意志も、「従おう」と決心することで、意志本来の能動性を獲得するのである。

（二）　言語性契機

意志生成に重要な内言

われわれの意志生成とそれによる行動制御に、もっとも重要な役割を演ずるのはいうまでもなく言語である。あるいは言語性思考である。

前節に紹介した道具の強迫的使用現象で見られた現象だが、「道具を使うな」という言語による制止命令を聞くと、患者はこの命令を自己の意志として、右手の動きを制止しようとする。制止できないと分かれば、左手を動員してまでも右手の動きを抑えにかかる。「道具を使うな」という外部からの言語命令は、そのまま「道具を使わないようにしよう」という主体的意志に読み替えられて、行動を制御する。

状況が作り出す構造それ自体は無意味である。しかし、主体がその構造に意味を読み取る時、無意味な構造は暗示的命令となる。暗示的命令はあくまで主体の解釈であり、その暗示を命令ととるかとらないかは主体の状況への態度に依存する。状況に乗せられる場合もあれば、乗せられない場合もある。一方、言語は明白な意味内容を載せて、われわれの意識に進入し、われわれの意志を支配する。もっと主体的に表現すれば、われわれの意志形成に参加する。

われわれの行動制御能力を言語なしに維持することはほとんど不可能といってよい。言語のおかげで、それだけなら混沌とした行動あるいは運動に一定の秩序が与えられる。行動とか、行動の意味とか、直近の目標とか、将来の目標などという、われわれの行動にかかわるさまざまな観念も言語があってはじめて意識化され、秩序だてられる。たとえば、「人差し指を動かしてください」という明示的な言語命令が与えられると、われわれはその命令に従って、人差し指を選択し、人指し指だけを分離して動かすという複雑な運動を実現する。「人差し指を動かしてください」は外部から与えられた言語だが、この明示的言語形式が、主体の内部でもまったく同じ形式で機能し、こころに「おのれの人差し指を動かそう」という具体的な運動の観念を生成させる。すると、この具体的運動心像にしたがって、われわれは人差し指だけを分離して動かそうとする。言語が運動の形式を心像化し、この心像をなぞりながらわれわれは指定された運動を実現する。

教室で授業開始に先立ち、児童代表が「起立！　礼！」と大声を出す。すると、クラス全員が教壇の教師に向かって。起立し、お辞儀をする。このとき、児童ひとりひとりのこころの中では、「立とう。お辞儀をしよう」というはっきりした行動意図（意志）が働いている。ひとりひとりが号令を聞き、号令の意味を理解し、その言語的意味を自己の行動意志に変換して、起立し、敬礼するのである。各児童の中に立ち上がる意志には、いやいやながらという弱い意志もあれば、一回一回こころをこめて誠実にこの号令を実行する強い意志もあろう。いずれにしても、他者から与えられた言語命令はいったん、自己の内部で消化され、自己を動かすための主体的意志に変えられる。その意志が行動を開始する。

意志生成に内言（主体のこころに内在化した言語）が重要であることを指摘したのは、ソ連（当時）の心理学者ヴィゴツキーである（ヴィゴツキー著、柴田義松訳『思考と言語　上』明治図書、一九七二）。彼によると、こどもの言語ははじめ、本人とまわりの人間とのコミュニケーション手段として発生するが、そのうちこの同じ言語が本人自身の思想表現の手段として、こころの中でも使われるようになる。そして、この内在化した言語（内言）がこども自身の思考の基本的方法となってゆく。彼は「内言がこどもとまわりの人間との相互関係の中から発生するのとまったく同じように、こどもの意志もこの相互関係から発生する」と述べ、内言と意志の密接な関係に言及している。

この言語の行動制御力が、前頭葉損傷で障害されることをヴィゴツキーの弟子で神経心理学者のルリアが明らかにしている。すなわち、前頭葉損傷を持つ患者の中には、「手を挙げてください」という指示に対して、「はい、はい。手を挙げてください」と半分おうむ返しに答えはするが、実際には何の動きも起こさないタイプの人がいるという。こうした言語と運動の関係を客観的なデータとするため、ルリアらは患者にゴムボールを持たせ、ゴムボールの伸縮の度合いを特殊な装置を作って記録した。「握って!」でゴムボールを握ってもらい、実際に握ったかどうかをこの装置で確かめるのである。そうすると、前頭葉損傷を持つ患者は、この「握って」という言語命令に対し、最初二、三回は握るものの、それ以降はあまり握らなくなり、その代わり、「握って」と言われるたびに、「はい。握って」と言葉だけを繰り返すようになったという(Luria, 1966)。「握って」という指示が、「握ろう」という自分の意志(内言)に転化できなくなる。転化できないため、「握って」というただの音声記号(ヴィゴツキー流にいうなら外言)として受け取られ、そのまま再び音声化されてしまう。言語だけが空回りするのである。

ルリアはほかにもさまざまな具体例を挙げているが、すべて時間的にはきわめて短期的な運動変換を問題にしている。もっとこの間隔が開いた場合、つまり将来的な行動を計画する場合にはどうなのだろう。この場合でも、言語が意志に結びつかなくなってしまうようなことがあるのだろうか。この疑問に解答を与えてくれる実に興味深い症例を次に紹介しよう。

性格が一変した前頭葉切除患者

米国アイオワのエスリンガーとダマジオの報告である。患者は建築会社勤務の男性で、三五歳のとき、前頭葉底面の腫瘍が見つかった。腫瘍は外科的に切除されたが、切除部分には周辺の前頭葉も含まれていた。止むを得ないことである。手術後、無事に回復し退院したが、彼の性格は入院前とはすっかり変わってしまっていた。新しい知人とのベンチャー事業に全財産を投入して破産してしまったのをきっかけに、仕事を転々とするようになる。さまざまな仕事につくが、すべてクビになってしまう。雇用者は誰も口を揃えて、能力も態度も気性も申し分ないのだが、遅刻と乱雑さがどうにもならなかったという。妻も困り果てて離婚してしまった。まわりの反対を押し切って再婚したが、この生活も二年で破綻した。

術後の行動変化は明らかで、朝仕事に出かけるとしても、その準備に二時間もかかってしまう。髭剃りと洗髪にまるまる一日を使ってしまうこともある。外食するとなると、これがまた大変で、行く先をなかなか決められない。候補にあげたいちいちのレストランの席の配置や、メニューの特徴や、雰囲気や、運営ぶりなどをこまごまと検討する。一応行く先を決めても、それで終わりにはならない。今度は実際に出かけて、どれくらいはやっているか、のぞいてみる。それでも、決められない。何か小物を買うにも、銘柄、値段、さらにはどうやって買うのが最善か、などなどを検討する。古いものを捨てられない。枯れた植物や、古い電話帳や、壊れた扇風機（六台もたまっている）や、壊れたテレビ（これも五台ある）や、濃縮オレンジの空き缶（三袋にもなっている）や、ライター（一五個ある）、さらには膨大な量の古新聞などを溜め込んでいる。こんなことは術前にはみられなかったという。

ところが驚いたことに、術後六年後の詳しい心理評価では、言語、記憶、視覚性知覚、構成、抽象、計算、見当識などの諸能力はすべて平均以上で、何の異常も発見できなかったという。性格検査も正常であった（Eslinger et al, 1985）。

エスリンガーらは、この人は自分の持つ正常な知的能力を実際の状況に応用することができなくなってしまったのだと解釈している。正確に引用すると、「彼の論理的能力は正常である。彼は政治、宗教、社会的問題を議論できるし、倫理的ディレンマや経済的経営的問題についても論理的な答えを出すことができる。質問が理解できなかったことは一度もない。問題を分析することにしくじったこともない。ところが、こうした仮説的問題が現実の生活で実際に起こったとすると、間違った行動をおこし、破滅的な結果に至る。手術前に身につけていた正常な社会行動パターンは残されており、質問はこれらのパターンを呼び起こすことができるが、現実生活はこれらを呼び起こすことができない」と述べている。

彼の倫理的判断力を示す会話記録が記載されている。たとえば「ひとりの男が食料雑貨店へ入り、ミルクとパンとチーズを盗んだが、捕まってしまった。彼には三人の子供がいたが、みな飢えていた。食べさせるお金を持っていなかったのである。さて、彼の行動は正しいだろうか？間違っているだろうか？」という質問に対し、彼は「間違っている。食料は彼のものではないのだから、それは盗みだ。原則の問題である。そんなに食べ物が必要なら、もっと別の手段をみつけるべきだ。くれと要求するか、乞い求めるか、誰かを介して頼み込むか……とにかく盗みはだめだ」と答えている。しっかりしたものである。これだけしっかり考えることができるのに、この言語的思考は実際の行動にはつながらない。

この症例はルリアのいう言語と行動の乖離をもっとも純粋な形で表しているように思われる。エスリンガーらも、全面的に賛成しているわけではないが、この症状発生の重要なメカニズムのひとつとして、ルリア説を引用している。本人は言語的に提示された仮説的状況に対して、言語的にはあるべき行動パターンを述べることができる。「こんな時自分ならこうする」、「あるいはこんな時はこうすべきである」と説明はできる。自分も実際にそうするつもりなのだが、あくまでそのつもりは言語的空間にとどまり、実際行動へつなげることができない。「わかっちゃいるけど、止められない」のである。

ルリアの例やエスリンガーの例は、大脳前頭葉の損傷のために脳のメカニズムに不調和が生じると、言語の行動への転換、つまり言語を内面化して自己の意志へ転化することができなくなる場合があることを教えている。逆に言うと、正常な脳では言語が意志生成に重要な役割を果たしているということである。いやそんなことはない、昔から不言実行というではないか。意志の貫徹に言葉は無用である。むしろ邪魔になる。大言壮語する人間にろくなやつがいるか？　と、お考えになる読者がいらっしゃるかもしれない。しかし、この不言実行という教えは、言語心像が音声化されて意志エネルギーが外部へ発散してしまうのを戒めているのであって、言語心像の重要性を否定しているのではない。意志の貫徹に言語的契機はもっとも重要である。ヴィゴツキーの筆法を借りるならば、内言を意志に同化し続ける力が無ければ、意志は貫徹できるものではない。繰り返し繰り返し己を言葉で励ますことで、意志は固められてゆく。不言実行という言語心像を内面化し続けることで、意志を強めるのである。

六　未来へ

意志のもっとも重要な働きは未来に向かって自己の行動の舵を取り続けることである。欲望の充足だけに向かうのでも、周囲の刺激に引っ張られるのでも、言葉だけで未来を構想するのでもない。今に続く、しかし今ではない、未来というまだ来ぬ今に置いた目標心像にこころを向け続けることである。

このためにわれわれの感情、状況判断、そして言語的思考が総動員される。この総動員は未来へ向かう心像構築のためのものであって、今・ここの問題を処理するためではない。

未来志向性感情

　こころは未来へ向かう目的心像を生成することで、過去の記憶と現在の経験を未来へ接続する。現在を生きながら未来を所有する。前頭葉、なかでも前頭前野と呼ばれる大脳の最前方の領域に損傷が生じると、これまでみてきたように、こうした未来に向けての意志を操ることが困難になる。ボストンの神経学者デニーブラウンは、前頭葉のもっとも重要な働きは自分が起こす行動の結果をあらかじめ視覚化することであると言っている（Denny-Brown, 1951）。まだ起こしていない行動をこころの中で視覚化し、この行動の結果何が起こるかをも、こころの中で視覚化する。デニーブラウンはこのような、自分が未来に起こすであろう行動結果の視覚化を「未来へ投射された視覚性の出来事」と呼んだ。わたしがいう目的心像である。目的心像はデニーブラウンのいうように、必ずしも視覚的なものと考える必要はない。彼はサルの実験を土台にこのような考えを立ち上げたが、われわれ人間を考えるならば、知覚心像よりも、超知覚性心像（観念）や言語心像（概念）が作り上げる目的心像のほうが重要である。われわれはこれらさまざまな心像群を操作して、将来実現すべき目的心像を作り出し、未来の心理空間へ投射する。

　イメージを未来へ投射するとは、ただ投射すれば終わり、ということではない。デニーブラウンはどう考えていたか、尋ねるすべもないが、投射し続けることが重要である。この持続性エネルギーは感情によって供給される。感情の章ではあまり強調しなかったが、感情の中には、未来への渇望、まだ来ぬ何か、まだ見ぬ何かを待望するこころの動きがある。赤ちゃんの活気、子供たちの活気、青年たちの活気は未来へ伸びる生命力が溢れ出たものである。生きること、生き続けることは、未来へ向かうことである。身体もこころも、未来へ向かって活動する。このこころの動きに本質的な、未来への傾斜傾向を内的に表象するのが感情である。未来志向性感情自体は感情本来の性質として形もなく、区切りもなく、意識で捕らえられることもない。しかし、将来の自己のありようをうまく心像化することができれば、この心像に向かって流れ込こませることができる。

目的心像は未来志向性感情で裏打ちされることで、単なる観念であることを止め、特別な心像となる。意志となるのである。

第五章　こころの話

情→知→意

さてそろそろまとめよう。

こころは個体の主観現象の総体であって、瀰漫性の経験（情）と心像性の経験（知）と行動制御の心理経験（意）から成り立っている。まず、感情が発生し、その上に心像が生成し、その心像を操って、目的性のある意志が立ち上がる。つまり、知・情・意なのだが、発生順に並べると情→知→意である（山鳥、一九九八）。意識が働くと、こころの動きが自覚（経験）される。この経験のもっとも基底にあるのが感情である。ほとんどの感情はあいまいなこころの動きとしてしか経験されない。感情を背景に輪郭を持つ経験（心像）が立ち上がる。意はこれらの心像をまとめてこころをひとつの方向に向かわせる。これを脳の働きに対応させると、発生的に古い脳である大脳辺縁系が感情を生成し、後頭葉・頭頂葉・側頭葉（図7：ヤコブレフの上海馬領域参照。）

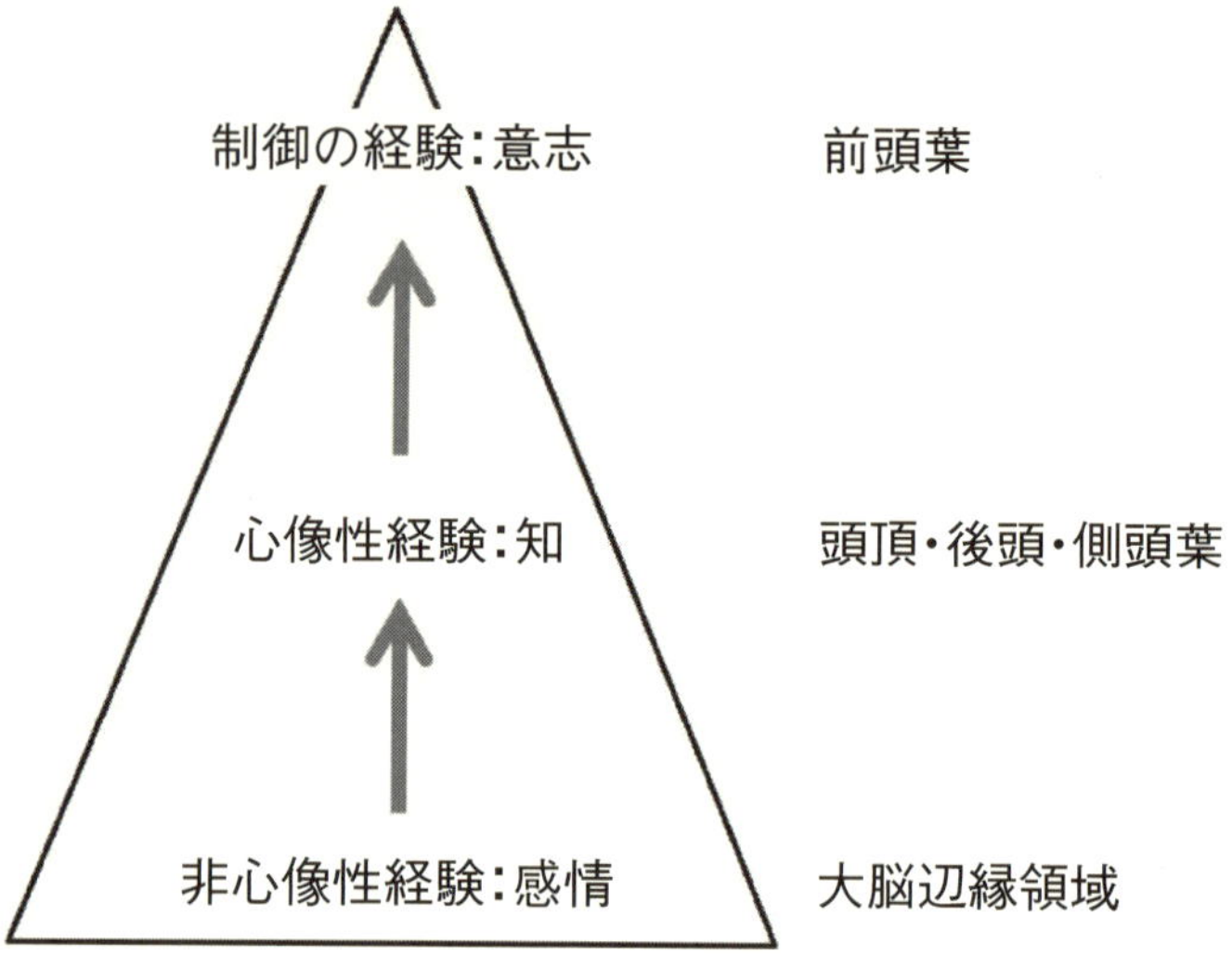

図16　こころの構造。情・知・意の階層関係

が心像を生成し、その前方に位置する前頭葉（同じく上線条体領域）の働きが意を生成する。この関係を図16に示す。図の三角形は、底辺ほどあいまいでかつ大きな心の動きを、先端ほど焦点のしぼられた精緻なこころの動きを表している。

感情の上に心像が生成されるという点については、もう少し説明がいるかもしれない。たとえば「わたしが桜を眺める」という心理過程を考えてみよう。桜はわたしの視覚心像として生成され、その心像をわたしが意識する。自分の作り出したものを自分で経験する。この心像生成の材料となるのが感情である。視覚性感情つまり視覚性クオリアを素材に桜のカタチが練り上げられる。神経生理学的表現だと、神経系の視覚情報処理過程が新しいニューロンネットワークを作り上げ、その結果、桜の視覚表象が作り出される、という説明になろうが、ここで視覚表象と呼ばれるものは、桜に対応してニューロンネットワークが発生させていると推定される電気活動の特別なパターンのことであって、かなり抽象的な概念である。この電気的パターンは常に電気的パターンであり、どこかの段階でこのパターンが突然桜の心理的イメージに変わるわけではない。桜を心理的な像として経験できるためには、主観的世界は主観的世界なりにそれ相応の準備がいる。その準備が感情である。感情という瀰漫性の心理経験を土台に心像が作り出される。自分の感情を経験できるからこそ、感情が作り出す心像も自分で経験できるのである。感情が崩れると、知覚も崩れる。感情という土台が崩れるため、心理的なカタチにさまざまなゆがみや重なりができてくるのである。感情という紙が崩れるから紙の上に描き出されるカタチも崩れる。あくまで比喩でしか語れないので、説明が難しいが、土台で悪ければ、土壌と表現してもよい（山鳥、二〇〇二）。感情という土壌に視覚情報という種がまかれ、桜の心像が成長する。

主観の中に成立する桜心像はほかのものから切り離された一つのモノとして、客観世界から与えられるものではない。そもそも「ひとつの」桜心像などはあり得ない。そんなものはどこにも存在しない。あいまいな輪郭の重なり合いや連続の中から、経験を重ねて、じょじょに、桜のカタチを作り出してゆくのである。初めから「桜」が見えるのではなく、人に教えられ、自分でも見る経験を繰り返して、やっと見えるようになる。視野全体を相手に立ち上げられる瀰漫性の視覚クオリア経験を土台に、少しずつ桜心像が鮮明度を上げてゆくのである。

この点で、わたしが気にいっているのは、日本神話が記述する国土の最初の状態である。『古事記』によると、最初わが国は「国稚《わか》く浮ける脂の如くして、海月《くらげ》なす漂へる」状態だったそうで、神様たちはこの中から「葦牙《あしかび》の如く萌え騰《あが》る物によりて」成ったそうである（次田真幸『古事記全訳注（上）』講談社、一九七七）。この脂のような、クラゲのような、なんとも表現の難しい、ひたすら漂っているものを感情に置き換え、ここから葦の芽のように立ち上がる神々を心像群に置き換えると、そのままこころの世界になる。

ゲシュタルト心理学は知覚が背景との関係の中でしか成り立たないものであることを明らかにしたが（Köhler, 1947）、これも知覚の話だけでなく、主観現象一般の話として、そのままそっくりいただける。心像は感情という背景との関係においてしか立ち上がらない現象である。

心像は主体が一生かけて作り出し続けているものである。なにしろ量が多い。この大量の心像はさまざまな方法で整理され、秩序づけられて、ある整合性を保っている。この働きのおかげで、大量の心像が一斉に活動するなんてことは決して起こらないようになっている。もしそんなことが起こると大変なことになる。こころは、今・ここの自分をとりまく状況に合わせ、今・ここの自分に必要な心像群だけを働かせる。そうして、この動員した心像群だけを自覚する。つまり意識する。

意識・注意・意志

「意識する」とは「何かに気づく」ことである。その何かが外在物である場合、「意識する」は「知覚する」ことである。しかし本書で明らかにしてきたように、実際に外部に存在する桜の花をそのまま直接に経験することはできない。事実は「自分が立ち上げた桜の花の心像を自分が経験する」のである。外界に存在する桜の花と、自分の立ち上げた桜の花の心像は決して同じではない。まったく別次元の現象である。前者は物理化学的実体であり、後者はその心理学的模像である。当然その模像は立ち上げる人によってまちまちになる。ぼんやりとした心像しか立ち上げられない人もあれば、細部にわたるまで「正確な」心像を立ち上げられる人もいる。自分で作って自分で経験するのだから、他人の心像と差があって当然である。外界には桜の花が「存在する」が、われわれが経験するのは、われわれのこころが「外界の桜の花」に対応させて立ち上げた「桜の花の心像」である。こころの目で見る、という言い方があるが比喩に過ぎない。こころの中に目は無い。こころは見ない。こころは経験するのである。つまり、もっともよく用いられる言い方をすれば「意識する」のである。古人が見事に表現しているように、自分のこころ（意）を知る（識）のである。

膨大な心像群のうち主体が気づくわが心の内容はそのほんの一部にすぎない。その時その時の個体の必要に応じた心像群だけが選択され、「気づき」という働きの対象に供される。つまり意識（気づき）とは情・知・意からなりたつ膨大な蓄積のうち、今・ここで個体が必要とする部分だけを経験する働きである。たとえば、わたしは、今、ある目的を持ってこの文章を書いている。今、わたしが気づいているわたしのこころの働きは、この文章の主題と、パソコンの画面に現れる視覚心像と、今まわりで起こっている環境の動きと、文章の主題にかかわって引き出されている記憶心像群に限られている。意識はわたしのこころの構成部分のうち、今・ここで必要な部分だけを選び取っているのである。

それだと注意と同じではないかとお考えになる方があるかもしれない。確かに、意識も注意も原理的な働きに違いは無い。どちらもその時主体が必要とする心像群だけを動員する働きである。ただ、意識が選択する心像群は大量で、注意が選択する心像群は、意識が選択した心像群のうち、さらにその一部に限られる。また、意識は能動的経験を欠く（自分でこれだけの範囲を選び取ったという経験は生じない。与えられたものという受動的な感情しか付随しない）が、注意には能動的経験が付随する。わたしがどこかの道を歩いているとする。わたしの意識は、その時の時間（朝八時）と地理的空間（兵庫県芦屋市大原町近辺）の枠（見当識と呼ぶ）にはめられつつ、通り過ぎる人物や、電線のカラスや、カラスに食いちぎられたポリ袋や、前方の十字路など、さまざまなオンライン性知覚心像を立ち上げ続ける。同時に、その日の仕事の予定や、出勤前に交わした妻との会話や、書きかけの原稿（たとえば本書）の内容など、オフラインの記憶心像群も立ち上がり続ける。これらの意識内容は、電車に乗れば、電車の状況に合わせ、周囲の人の様子、座席の空き具合、車内の温度、電車の遅れ具合、読み始めた本などに変化する。別の時間・空間の枠組みが別の意識内容を立ち上げるのである。これらの大枠（意識内容）の中で、その一部分をより鮮明に意識しようとするのが注意である。歩いている時、わたしは注意を道路の前方に集めているが、電車で座っているときは、注意を書物の内容に集めている。意識は個体と環境の相関の中で、個体の活動を保証する働きとして出現する。その意識の一部をより鮮明化して、こころに焦点を与えるのが注意である。

生理学的視点からは、注意には自分で制御できない受動的注意と制御できる意図性の注意が区別される。それぞれボトムアップの注意とトップダウンの注意と呼ばれる（彦坂、二〇〇二）。しかし、それこそ注意しておかなければならないことだが、たとえ注意を駆動するものが末梢刺激であったとしても、その末梢刺激に向けられる注意自体は刺激内容をよりよく知ろうとする意図そのものである。受動的なのは注意の駆動過程だけであって、注意本体ではない。

自己生成し続ける心像群の一部を意識が囲い込み、経験（意識）可能な状態にする。このときわれわれに意識可能になるものは二つある。ひとつは、囲い込まれた心像（カタチ。つまり内容）であり、もうひとつはその心像を経験しつつあるという過程（こころの動き。つまり感情）である。たとえば、わたしが山陽本線JR朝霧駅のホームで、明石海峡を見ているとする。わたしは「明石海峡という風景」を経験すると同時に、この風景を「見つつある」という経験もする。二つは必ずしも同じ程度に意識されるわけではない。景観の美しさに吸い込まれると、明石海峡の風景心像を経験するだけで、「見ている」という過程意識は背景に後退する。

注意という心理現象も同じで、対象経験と過程経験を持っている。しかも過程意識が意識の場合より、よりはっきりと経験される。注意が明石海峡風景を構成する対象群のうち、明石海峡大橋をより鮮明に見ようとする。この時、「より鮮明に見ようとする」こころの動きも強く経験される。つまりわれわれは意識全体の立ち上げ過程を経験することはできないが、意識の大枠内で働く注意の立ち上げ過程については、しばしばこれを経験することができる。

「より鮮明に見よう」というのはまた、自分のこころを自分で制御しようとする働きである。本来、受動的に立ち上げられ、わたしに与えられる意識内容のうち、その一部を自分の制御下に

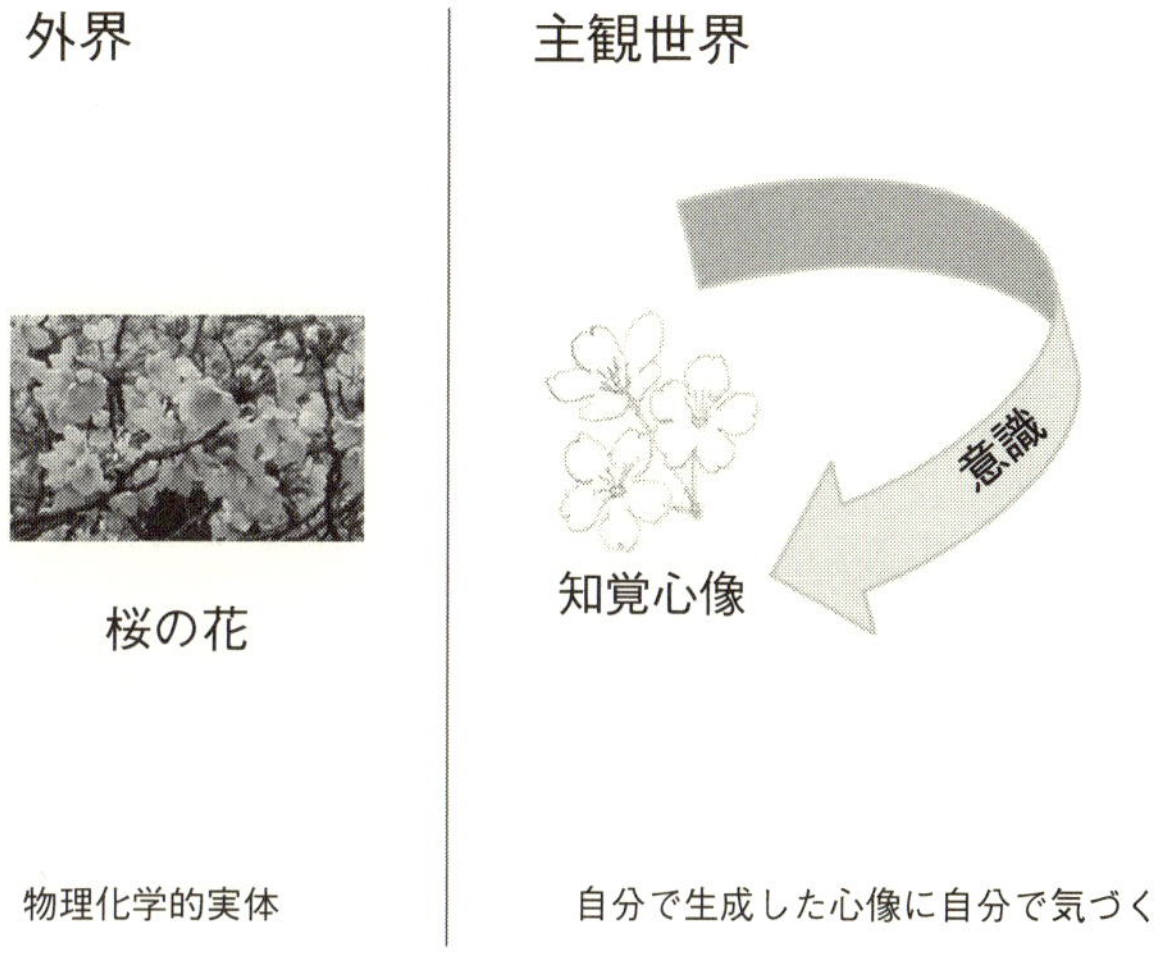

図17　意識という現象

置こうとするこころの動きである。この制御する、あるいは制御できるという経験は意志にほかならない。

意志も注意も自己のこころが立ち上げる主観的現象であって、感情や心像群とまったく同じ性質を持っている。意志や注意が、そのほかの心理現象から切り出され、自己の心理現象の外に立って、自己の心理現象を「操作する」、あるいは「監視する」などということは無い。感情も心像も意志も、すべては主体が生成して、主体がそれを経験するという自己回帰性の心理現象である（図17参照）。自己が生成して自己が処理するという自己完結性の円環の中に心理世界が実現する。注意や意志もまったく同じで、意識

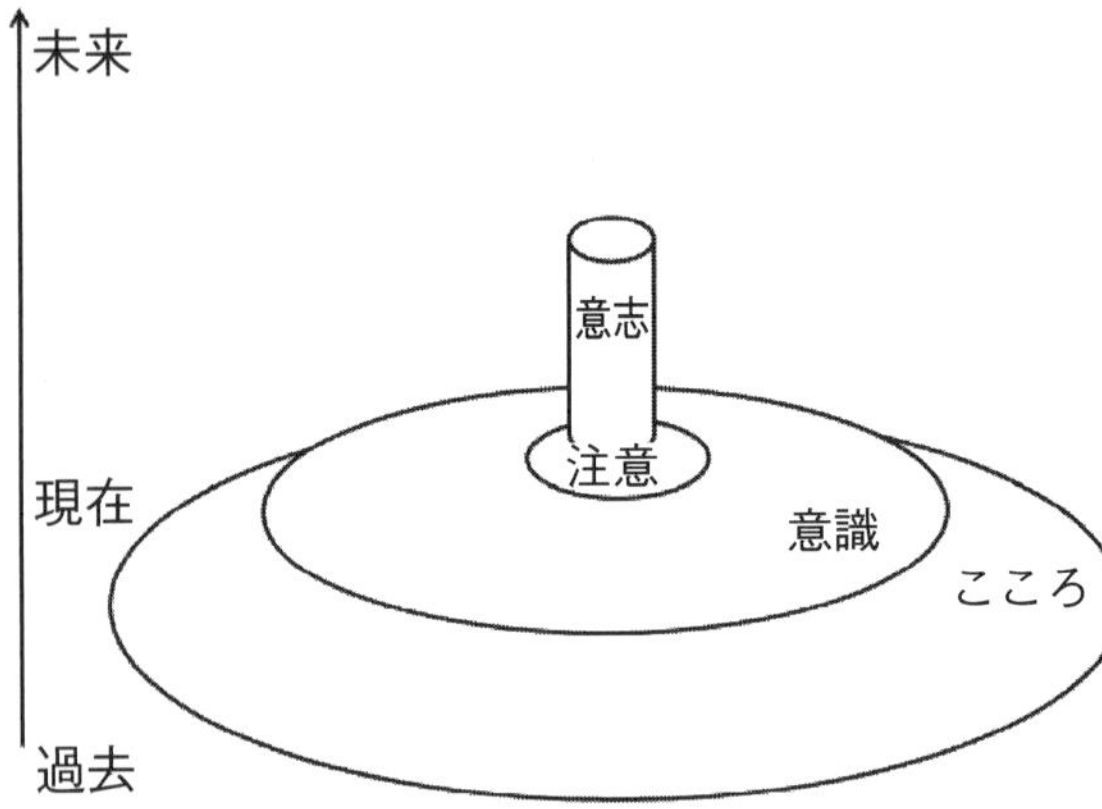

図18　こころ、意識、注意、意志の関係

という構造が本来的に持つ自己回帰性が生み出す心理現象である。

まとめると、こころは感情と心像という内容に満たされている。この膨大な心理内容のうち、主体の今・ここの行動の必要に応じて、囲い込まれる部分がその時その時の意識内容を構成する。意識が囲い込んだ領域の一部をより鮮明に経験しようとする働きが注意である。注意が内部に向かうと思考と呼ばれる。注意が将来に向かうと意志と呼ばれる。（図18参照）。意志はこころの外にあってこころを支配するのではない。こころがこころを自己回帰性に制御するのである。

感情と心像を今という心理空間に横に広がっている現象とすれば、意識・注意・意志はこの横に広がる現象を行動する時間という縦の流れに束ねてゆく働きである。

心像の性質

最後に心像の性質について考えてみたい。

心像は主観現象であって、モノではない。在るように思えるが、在るのではない。経験されるのである。つまり一つ二つと数えられるような現象ではない。意識は絶えず動いていて止まることはないが、意識の内容である心像もまったく同じ性質を持つ。外界に咲き誇る桜の花は確実に存在するが、われわれがこの桜の花を見て、こころに立ち上げる桜の花の知覚心像は、そのようなモノ的な存在実体を持っていない。注意を集めれば、桜の花心像はいくらでも正確度を増すが、それは注意が桜の花心像の生成度を上げるためである。注意から外れると、正確度はとたんに減少し、場合によっては消滅する。まして記憶心像においてはなおさらで、こころのどこかに桜の花心像がモノ的にしまいこまれていたりはしない。桜の花心像を思い出そうとする能動的過程の働きで、あるいは桜にかかわる自発的な思考の脈絡の中で、桜の花心像が立ち上げられる。注意を集めると、この心像の輪郭は明晰度を増すが、それも人によりけり、時によりけりで、注意を集めれば集めるほど生成度が落ちることもある。

神経系の働きとしての記憶には、ある物理化学的安定性を期待できるが、主観現象としての記憶にはこのような安定性は求めようがない。主観現象は今・ここで立ち上げられる経験であって、それ以外の形式を持たない。こころという大きな心理現象の一部を意識が囲い込み、そのまた一部を注意が囲い込み、拡大する。囲い込まれる心理現象の範囲は常に動いている。それだけでなく、意識を可能にする囲い込みという働き自体、常にゆれている。安定した囲い込みが一定時間以上続くことは無い。眠れば囲い込みは働きを止め、起きていても疲れれば、囲い込みは緩む。意識の囲い込みの力が弱まると、意識の上位過程である注意の力も弱まってしまう。こころは常に揺れているのである。

心像は瞬間的に立ち上がる

デカルトは心像のたとえとして、外界の情報が知覚受容器にゴム印のように押し付けられ、この印圧のカタチがそのまま脳室へ入ると考えたが、このようなモノ的で不変的な心理現象はどこにもない。フロイトは意識される心理現象と意識が抑え込んでいる無意識的心理現象を分け、無意識世界には幼児期の欲望が押し込まれているとした。どこか見えないところにモノとしての幼児期記憶が押し合いへし合いして意識という出口を求めているというイメージだが、そんなこともありえない。モノ的な心像群がいったいどこに閉じ込められているというのだろうか。このような機械的な発想で心理現象を理解するのは難しい。現代の認知心理学関係の論文を読むと、決してそうと言っているわけではないが、記憶なら記憶がどこか倉庫のようなところに整頓貯蔵されていて、呼び出しを待っているという、ある種の仮定の上に思考が進められているとしか思えない仕事が少なくない。一定の目的地（アドレス）に、一定の方法で到達（アクセス）できれば、目的地に蓄積されている内容（コンテンツ）が取り出せるのだが、このアドレスやアクセスやコンテンツに障害が出ると、取り出せるものも取り出せなくなるという議論である。心像群が静止的データとして出し入れされているというモノ的感覚が見え隠れする。しかもデータ全体から切り離された何らかの主体（エイジェントと呼ばれることが多い）がそのデータを探すのである。こうした情報処理的発想でも、心理現象は説明しにくい。

心理経験の原型はたぶん感情にある。内部から立ち上がる身体起源の未分化感覚と感覚器から取り込まれる外界起源の未分化感覚が融合し、原感情とでも呼ぶしかない主観的経験が作り出される。この未分化感情が記憶に対応し、外界入力に対応して、カタチという経験できる状態（心像）へ分化する（図16参照。図の矢印は心理経験の発生方向を示す）。つまり、心像はその時、その瞬間に生成される。残念ながら、われわれはこの分化、展開の過程を経験できない。われわれに経験できるのは、分化、展開を終えたもの（完成状態）だけである。ただ、睡眠から覚醒への、あるいは覚醒から睡眠への、ほんのわずかの時間帯に、瞬間的ではあるがこの過程を経験できるチャンスがないわけではない。

発達心理学者ウェルナーは心理現象のこの瞬間的な発生を微小発生〈microgenesis〉と呼んでいる。すなわち、「知覚する、思考する、行動するなどの人間活動はすべて、一つの展開である。つまり活動のひとつひとつが小さな発生である」と主張した(Werner, 1956)。もともと、ドイツのサンダーという心理学者がドイツ語で即時発生〈Aktualgenese〉と呼んでいた概念をウェルナーが英語圏に持ち込んだ時に微小発生としたものらしい(Brown, 1988)。ドイツの神経科医コンラートはゲシュタルト発生という表現を使っている。この考えだと、心像(彼の場合は言語心像)はあいまいな経験(前ゲシュタルト)から明瞭な経験(最終ゲシュタルト)へ生成する(Conrad, 1954)。われわれが意識できるのは心像生成の、この最終の段階だけである(スイスの神経科医モナコフの説。三浦、一九三三より引用)。

長年にわたって微小発生説を熱心に主張し、理論化を進めている米国の神経内科医で、神経心理学者のブラウンによれば、こころは、コア(すべての心理経験の核心となるもの)から意識化前段階(気づきの準備段階)へ展開し、意識化前段階から個体内事象の意識(自己内部の出来事の気づき)へ展開する。さらに個体内事象の意識から個体外事象の気づきへと展開する(Brown, 1991)。この展開につれて明瞭な意識経験が立ち上がる。あるいは、「イメージは、夢や幻覚の知覚者中心の空間から、中間段階を経て、外在・独立性の対象中心の形式を持つ三次元空間へ移行する」(Brown, 1988)という。難解な表現だが、言おうとしていることは、われわれが三次元性を持つ対象を知覚出来るのは、深層のあいまいな経験（わたしのいう感情）を明瞭な外界知覚経験（わたしのいう知覚心像）へと作り上げてゆくからであって、感覚器経由の知覚情報だけで外界知覚が成立するのではない、ということである。

心像が瞬間的に立ち上がるなどというと、なんだか荒唐無稽なたわごとのように響くかもしれない。しかし、長年臨床症状をみてきたわたしのような人間にとっては決してたわごとではない。視覚経験を例にとると、われわれがある対象を見るとき、その対象の全体的な知覚には、複数の視覚関連大脳領域が関与することがわかっている。ある大脳領域は色の知覚に特化し、ある領域は深さの知覚を得意とする。ある領域は動きの知覚に長じ、ある領域は形の知覚に優れている（Zeki, A.: *A Vision of the Brain.* Blackwell Scientific Publication, 1993）。ところが脳に損傷を受けた患者の側からすると、本人が損傷領域の機能障害に応じて、色だけが見えないとか、形だけが見えないなどという自覚を持つことはまずない。ただよく見えない、あるいは、よくわからないという経験が生じるのみである（山鳥重『脳からみた心』ＮＨＫ出版、一九八五年、九五－一〇二頁）。見える・見えない、あるいはわかる・わからないという単純な判断基準に基づいて、自己の能力低下が自覚される。色だとか、形だとか、深さだとかいう選択的な視知覚能力の欠損は、検査者が検査によって「見つけ出す」のである。もちろん、その事実を教えられると、患者も選択的な欠損を自覚し始めるが、ことの最初から部分的な欠損を自覚することはない。こころの側からみると、われわれの意識は神経系が作り上げる最終段階の心像（つまり完成した外界の心的模像）だけを経験するのであって、途中の、諸情報の統合過程（色・深さ・形・動きなどを一つのまとまりに構成してゆく過程）を自覚することはない。なかでも、この最終段階が対象のカタチを結ぶ段階（輪郭を形成する段階）に達しないと、われわれには「見える」という経験は生まれにくいようである。それまでの過程はあいまいな経験に留まる。あいまいな段階から最終のカタチへと、心像形成過程が一挙に進行するのである。もちろん、すべての心理現象がこのような力動的な考え方で説明できるわけではないが、こと心像経験、つまり意識的経験については、生物進化を踏み台にしたこの発生学的な観点はきわめて説得力がある。なかでも、言語の表出過程や理解過程の障害（山鳥、二〇〇一、二〇〇五）や、文字読みの過程の障害（山鳥、二〇〇四）などの複雑な病像は、この考え方に基づく方が遥かに説明しやすい。

仮に解剖構造的な、あるいは局在的なこころの捉え方を空間的なパラダイムによる理解だとするならば、微小発生的な捕え方は時間的なパラダイムによる理解と言える。生物が持つ時間、あるいは経験が持つ時間は、個体が発生した瞬間から今・ここまで、経過してきたすべての時間の総体であって、ひとつの圧縮である。わたしの時間は、一つの受精卵としてスタートした瞬間から現在までの全経過である。一度も途切れず今につながる全連続である。決して物理的時間としての時間の流れの中を流れているのではなく、すべての過去は今に積み上がっている。この圧縮こそが心理経験の核である。しかしわれわれはこの圧縮を経験できない。意識はこの圧縮をほぐして、感情や心像を経験可能状態へと展開し、こころという主観世界を創造する。情↓知↓意という構造を持つこころは、時間の世界なのである。

引用・参考文献

第一章　なぜ「知・情・意」か

今道友信『アリストテレス』（講談社学術文庫）講談社、二〇〇四年、一一〇-一一二頁

正岡子規『筆まかせ抄』（岩波文庫）岩波書店、一九八五年、一八六-一九二頁

夏目漱石「文芸の哲学的基礎」、『漱石全集第16巻』岩波書店、一九九五年、六四-一三七頁

夏目漱石「博士問題とマードック先生と余」、『漱石全集第16巻』岩波書店、一九九五年、三四六-三五三頁

夏目漱石「漱石山房蔵書目録」、『漱石全集第27巻』岩波書店、一九九七年、一-一三三頁

カント著、篠田英雄訳『判断力批判（上）』（岩波文庫）岩波書店、一九六四年、六五-六七頁

P・M・シュル著、花田圭介訳『プラトン 作品への案内』岩波書店、一九八五年、一六八-一七〇頁

山鳥重、河村満『神経心理学の挑戦』医学書院、二〇〇〇年

Bain, A.: *The Senses and the Intellect*, 3rd ed., Longmans, Green, and Co., 1868.

Spencer, H.: *The Principles of Psychology Vol I; Vol II*, Elibron Classics, 2006.（一八八五年発行、Appleton and Companyによるファクシミリ版）

Young, R.: *Mind, Brain, and Adaptation in the Nineteenth Century*, Oxford University Press, 1990, pp. 101-133.

第二章　情の話
リチャード・E・シトーウイック著、山下篤子訳『共感覚者の驚くべき日常』草思社、二〇〇二年、八-一二頁（Cytowic R：*The Man Who Tasted Shapes*, 1993（MIT edition, 2003））。
ウィリアム・ジェームス著、今田恵訳『心理学（下）』（岩波文庫）岩波書店、一九三九年、一七一-一九三頁
ヤスペルス著、内村祐之・西丸四方・島崎敏樹・岡田敬蔵訳『精神病理学総論（上巻）』岩波書店、一九五三年、一六五頁（一九四八年刊ドイツ語原著第五版の全訳）
大槻春彦責任編集『世界の名著32 ロック、ヒューム』（中公バックス）中央公論社、一九八〇年、八一-九四頁
ドストエーフスキイ著、米川正夫訳『白痴（上）』（岩波文庫）岩波書店、一九九四年、四三七頁
山鳥重「情動の神経心理学」、伊藤正男他編集『情動』（岩波講座認知科学6）岩波書店、一九九四年、三三五-六九頁
山鳥重「感情：認知活動の土壌（感情の神経心理学）」、『神経心理学』一八号、二〇〇二年、四一-四八頁
Bain, A.: *The Senses and the Intellect*, 3rd ed., Longmans, Green, and Co., 1868, pp. 1-9.
Bain, A.: *The Emotions and the Will*, 3rd ed., Longmans, Green and Co., 1875, p. 69.
Damasio, A.: *Descartes' Error*, Avon Books, 1994, pp. 127-164.

Damasio, A. : *The Feeling of What Happens*, San Diego: Harvest Book, 1999, p. 42.

Darwin, C. : *The Expression of the Emotions in Man and Animals*, The University of Chicago Press, 1965, p. 58.（初版、一八七二年）

Ekman, P., Levenson, R. W. and Friesen, W. V. : "Autonomic nervous system activity distinguishes among emotions", *Science* 221, 1983, pp. 1208-1210.

Goldstein, K. : *The Organism : A holistic approach to biology derived from pathological data in man*, New York : Zone Books, 1995, pp. 48-49.（ドイツ語初版、一九三四年）

Head, H. and Rivers, W. H. R. : "The afferent nervous system from a new aspect", *Brain* 28, 1905, pp. 99-115.

Hebb, D. O. : *A Textbook of Psychology*, WB Saunders, 1958, pp. 155-156.

Jackson, J. H. and Colman, W. S. : "Case of epilepsy with tasting movements and "dreamy state" ——very small patch of softening in the left uncinate gyrus", *Brain* 21, 1898, pp. 580-590.

James, W. : *The Principles of Psychology. Volume One* (*1890*), Dover Publications, 1950, pp. 185-187.

James, W. : *The Principles of Psychology. Volume Two* (*1890*), Dover Publications, 1950, pp. 449-456.

Jaspers, K. : *General Psychopathology, Volume 1*, Johns Hopkins University, 1997, pp. 108-117.（一九五九年発行ドイツ語原著の英訳版）

Locke, J.: *An Essay Concerning Human Understanding*, Penguin Books, 1997, pp. 58–59, pp. 133–141. (1st ed., 1689)

Luria, A. R.: *The Mind of a Mnemonist*, Chicago: Henry Regnery Company, 1976, p. 81, pp. 21–29. (英訳版初版は一九六八年)

MacLean, P. D.: *The Triune Brain in Evolution*, Plenum, 1990, pp. 438–449.

Mayer-Gross, Slater and Roth: *Clinical Psychiatry, Third Edition,* London: Baillière, Tindall and Cassell, 1969, p. 434.

Melzack, R.: *The Puzzle of Pain*, Penguin Books, 1973, pp. 147–149.

Penguin Dictionary of Psychology, Penguin Books, 1985.

Penguin Dictionary of Philosophy, Penguin Books, 1996.

Ruch, T.: "Neurophysiology of Emotion", in Ruch, T. *et al,* eds., *Neurophysiology*, 2nd ed., W. B. Saunders, 1966, pp. 508–522.

Russel, B.: *The Problems of Philosophy*, Oxford University Press, 1912, p. 12.

Sacks, O.: *An Anthropologist on Mars*, Vintage, 1995, pp. 11–12.

Schlosberg, H.: "Scale for the judgement of facial expressions", *Journal of Experimental Psychology* 2, 1941, pp. 497–510.

Stuss, D. T., Guzman, D. A.: "Severe remote memory loss with minimal anterograde amnesia", *Brain and Cognition* 8, 1988, pp. 21–30.

Taylor, J. and Walshe, F. M. R. eds.: *Selected Writings of John Hughlings Jackson, Vol. 1*, London : Hodder and Stoughton, 1931, pp. 385-405, 406-411, 464-473.
Temkin, O. : *The Falling Sickness*, Baltimore : The Johns Hopkins University Press, 1971, pp. 161-162.

第三章　知の話

リチャード・E・シトーウイック著、山下篤子訳『共感覚者の驚くべき日常』草思社、二〇〇二年、二九頁
W・C・デメント著、大熊輝雄訳『夜明かしする人、眠る人』みすず書房、一九七五年、八七、一〇六-一〇八頁
鴨長明著、市古貞次校注『新訂方丈記』（岩波文庫）岩波書店、一九八九年
久保田淳・山口明穂校注『明恵上人集』（岩波文庫）岩波書店、一九八一年、七七-七九頁
宮城音弥『夢』（岩波新書）岩波書店、一九五三年、一四三-一四七頁
大江健三郎『新しい人よ眼ざめよ』講談社、一九八三年、一五九頁
フェルディナンド・デ・ソシュール著、小林英夫訳『一般言語学講義』岩波書店、一九七二年、九五-一〇一頁（原著出版一九一六年）
山鳥重『脳からみた心』（ＮＨＫブックス）ＮＨＫ出版、一九八五年ａ、七五-一三九頁
山鳥重『神経心理学入門』医学書院、一九八五年ｂ、六六-七〇頁

山鳥重「神経心理学的立場からみた記憶障害―Semantic Memory の選択的障害―」、『臨床精神医学』一七号、一九八八年、一二九九-一三〇五頁

山鳥重『ヒトはなぜことばを使えるか――脳と心のふしぎ』（講談社現代新書）講談社、一九九八年

山鳥重『「わかる」とはどういうことか』（ちくま新書）筑摩書房、二〇〇二年、一二-一六頁

山鳥重「言語崩壊より見る大脳の言語処理」、『人工知能学会誌』二〇号、二〇〇五年、六〇四-六〇九頁

山鳥重「漢字仮名問題の歴史的展開」、岩田誠、河村満編集『神経文字学』医学書院、二〇〇七年、一九-三六頁

Bain, A. : *The Senses and the Intellect*, 3rd ed., Longmans, Green, and Co., 1868, pp. 1-9.

Brodal, A. : *Neurological Anatomy*, 3rd ed., Oxford University Press, 1981, P. 503.

Coulmas, F. : *The Writing Systems of the World*, Oxford:Blackwell, 1989, p. 102.

Descartes : *Discourse on Method and Related Writings*, Penguin Books, 1999, p. 5, pp. 151-164.

Flechsig, P. : “Developmental (myelogenetic) localization of the cerebral cortex in the human subject”, *Lancet* 2, 1901, pp. 1027–1028.

Fodor, J. A. : *The Modularity of Mind*, MIT Press, Cambridge, 1985, pp. 101-119.

Freud, S. : *Introductory Lectures on Psychoanalysis*, Penguin Books, 1973, pp. 182–203.

Geschwind, N. : “Disconnection syndromes in animals and man”, *Brain* 88, 1965, pp. 237–294, 585–644.

Hobson, J. A.: *Sleep*, New York: Scientific American Library, 1989, pp. 161-166.

James, W.: *The Principles of Psychology, Volume 2 (1890)*, Dover Publications, 1950, pp. 224-290.

McHenry, L. C. and Denny-Brown, D. E.: *Garrison's History of Neurology*, Charles C. Thomas, 1969, p. 32.

Mesulam, M-M.: *Principles of Behavioral and Cognitive Neurology*, 2nd ed., Oxford University Press, 2000, pp. 1-120.

Obler, L. K. and Fein, D. eds.: *The Exceptional Brain*, Guilford Press, 1988, pp. 277-293.

Penfield, W. and Perot, P.: "The brain's record of auditory and visual experience. A final summary and discussion", *Brain* 86, 1963, pp. 595-696.

Penfield, W. and Jasper, H.: *Epilepsy and the Functional Anatomy of the Human Brain*, Little, Brown and Company, 1954, p. 109.

Penguin Dictionary of Psychology, Penguin Books, 1985

Sacks, O.: *An Anthropologist on Mars*, Vintage Books, 1995, pp. 188-243.

Seltzer, B. and Pandya, D. N.: "Parietal, temporal, and occipital projections to cortex of the superior temporal sulcus in the rhesus monkey: a retrograde tracer study", *Journal of Comparative Neurology* 343, 1994, pp. 445-463.

Sherrington, C.: *The Integrative Action of the Nervous System*, Yale University Press, 1961, pp. 132-133.,（初版、一九〇六年）

Yakovlew, P. I.: "Localization of lesions of the thalamus", Haymaker, W. eds., *In Bing's Local Diagnosis in Neurological Diseases*, 15th ed., C. V. Mosby Company, 1969, pp. 441-464.
Yamadori, A., Yoneda, Y., Yamashita, H. and Sugiura, K.: "A patient with difficulty of object recognition: semantic amnesia for manipulable objects", *Behavioural Neurology* 5, 1992, pp. 183-187.

第四章　意の話

ベルグソン著、真方敬道訳『創造的進化（上）』（岩波文庫）岩波書店、一九五四年
ベルグソン著、真方敬道訳『創造的進化（下）』（岩波文庫）岩波書店、一九六一年
W・B・キャノン著、館鄰・館澄江訳『からだの知恵―この不思議なはたらき―』（講談社学術文庫）講談社、一九八一年
森悦郎・山鳥重「左前頭葉損傷による病的現象―道具の強迫的使用と病的把握現象との関連について―」、『臨床神経学』二二号、一九八二、三二九-三三五頁
本村暁・藤原一男・本多義明・佐藤能啓「「道具の強迫的使用」の一症例―とくに抑制行動の多様性について―」、『神経心理学』四号、一九八八年、一一八-一二四頁
中井久夫『分裂病と人類』東京大学出版会、一九八二年、一九-二八頁
ヴィゴツキー著、柴田義松訳『思考と言語（上）』明治図書、一九七一年、二七一頁
和辻哲郎『風土――人間学的考察』岩波書店、一九三五年
Bain, A.: *The Emotions and the Will*, the 3rd ed., Longmans, Green, and Co., 1875. (Kessinger

Publishing によるリプリント版)

Denny-Brown, D., "The frontal lobes and their functions", Feieing, A. eds., *In Modern Trends in Neurology*, New York : Hoeber, 1951, pp. 13-89.

Eslinger, P. J. and Damasio, A. R. : "Severe disturbance of higher cognition after bilateral frontal lobe ablation : patient EVR", *Neurology* 35, 1985, pp. 1731-1741.

Goldstein, K. : *Human Nature in the Light of Psychopathology*, New York : Schocken Books, 1963, pp. 16-17.

Hebb, D. O. : *The Organization of Behavior : A Neuropsychological Theory*, Lawrence Erlbaum, 2002, pp. 144-146. (Originally published in 1949)

Jackson, H. : *Selected Writings of John Hughlings Jackson, Vol 2.*, Taylor J, Holmes G, Walsche FMR. eds., London : Hodder and Stoughton, 1932, pp. 72-73.

James, W. : *The Principles of Psychology, Vol. 2*, 1890, p. 486, p. 567.

Kornhuber, H. and Deecke, L. : "Hirnpotentialänderungen bei Willkürbewegungen und passiven Bewegungen des Menschen : Bereitschaftspotential und reafferente Potentiale", *Pflügers Arch Gesamt Physiol Menschen Tiere* 284, 1965, pp. 1-17.

Lashley, K. : "Cerebral organization and behavior", in Solomon, H. C. Cobb, S., Penfield, W. eds., *Research Publications Association for Research in Nervous and Mental Disease, Volume XXXVI, The Brain and Behavior*, Baltimore : Williams and Wilkins, 1958, pp. 1-18.

Lhermitte, F. : “Human autonomy and the frontal lobes. Part II : Patient behavior in complex and social situations : the ‘environmental dependency syndrome’”, *Ann Neurol* 19, 1986, pp. 335-343.

Lhermitte F : “Utilization behaviour and its relation to lesions of the frontal lobes”, *Brain* 106, 1983, pp. 237-255.

Libet, B., Gleason, C. A., Wright, E. W. and Pearl, D. K. : “Time of conscious intention to act in relation to onset of cerebral activities (readiness potential) ; the unconscious initiation of a freely voluntary act”, *Brain* 106, 1983, pp. 623-642.

Libet, B. : “The neural time factor in conscious and unconscious events”, in *Experimental and Theoretical Studies of Consciousness* (Ciba Foundation Symposium 174), Wiley, Chichester, 1993, pp. 123-146.

Libet, B. : “Neuronal vs. subjective timing for a conscious sensory experience”, in *Cerebral Correlates of Conscious Experience*, Buser, P. A. and Rougeul-Buser, A., eds., North Holland Publishing Co., 1978, pp. 69-82.

Locke, J. : *An Essay Concerning Human Understanding*, Penguin Books, 1997, p. 222. (原著初版一六八九年)

Luria, A. R. : *Higher Cortical Functions in Man,* Basic Books, 1966, pp. 250-266.

Nathan, P. : *The Nervous System*, Oxford University Press, 1982, pp. 131-132.

Roberts, A. C., Robbins, T. W. and Weiskrantz, L., eds., *The Prefrontal Cortex. Executive and*

Cognitive Functions, Oxford: Oxford University Press, 1998.
Mayer-Gross, Slater and Ross, *Clinical Psychiatry*, 3rd ed., London: Bailliere, Tindall and Cassell, 1969, p. 131.
Spencer, H.: *The Principles of Psychology Vol. 1*, 1885, pp.496-497, p.504.
Yakovlev, P.: "Motility, behavior and the brain. Stereodynamic organization and neural co-ordination of behavior", *Journal of Nervous and Mental Disease* 107, 1948, pp. 313-335.

第五章　こころの話

彦坂興秀『眼と精神』医学書院、二〇〇三年、二〇九－二一一頁
次田真幸『古事記全訳注（上）』（講談社学術文庫）講談社、一九七七年、三六頁
三浦岱栄「純粋失読症ノ症候学補遺」、『精神神経誌』三六号、一九三二年、三二六－三七一頁
山鳥重『脳からみた心』（ＮＨＫブックス）ＮＨＫ出版、一九八五年、九五－一〇二頁
山鳥重『ヒトはなぜことばを使えるか』（講談社現代新書）講談社、一九九八年、一五七－一六〇頁
山鳥重「失語症からみる脳の言語機能」、乾敏郎・安西祐一郎編集『認知科学の新展開③　運動と言語』岩波書店、二〇〇一年、一五七－一八八頁
山鳥重「感情：認知活動の土壌（感情の神経心理学）」、『神経心理学』一八号、二〇〇二年、四一－四八頁
山鳥重「神経心理学」、大津由紀雄・波多野誼余夫編集『認知科学への招待』研究社、二〇〇四年、二

一九-二三五頁

山鳥重「言語崩壊よりみる大脳の言語処理—特に言語表出のメカニズムについて—」、『人工知能学会誌』二〇号、二〇〇五年、六〇四-六〇九頁

Brown, J. W. : *The Life of the Mind*, Lawrence Erlbaum, 1988, pp. 1-26, p. 250.

Brown, J. W. : *Self and Process: Brain States and the Conscious Present*, Springer-Verlag, 1991, p. 4, pp. 51-55.

Conrad, K. : "New problems of aphasia", *Brain* 77, 1954, pp. 491-509.

Köhler, W. : *Gestalt Psychology : An Introduction to New Concepts in Modern Psychology*, New York : Liverright, 1947.

Werner, H. : "Microgenesis and aphasia", *Journal of Abnormal Social Psychology* 55, p. 52, pp. 347-353.

Zeki, A. : *A Vision of the Brain*, Blackwell Scientific Publication, 1993.

【タ行】

事項索引

【マ行】

【ヤ行】

【ラ行】

【ワ行】

人名索引

山鳥　重（やまどり・あつし）　現在、神戸学院大学人文学部教授。一九三九年兵庫県生まれ。神戸大学大学院医学研究科修了。医学博士。神戸大学医学部精神神経科助教授、兵庫県立高齢者脳機能研究センター所長、東北大学大学院医学系研究科教授を歴任。専門は神経心理学。失語症、記憶障害など高次機能障害を研究。著書『脳からみた心』（NHKブックス）『神経心理学入門』（医学書院）『ヒトはなぜことばを使えるか』（講談社現代新書）『「わかる」とはどういうことか』（ちくま新書）『記憶の神経心理学』（医学書院）他

知・情・意の神経心理学

2008年9月30日　第1刷発行
2024年1月20日　第2刷発行

著者　山鳥　重

発行者　辻一三

発行所　株式会社青灯社
東京都新宿区新宿1-4-13
郵便番号160-0022
電話03-5368-6923（編集）
03-5368-6550（販売）
URL　http://www.seitosha-p.co.jp
振替　00120-8-260856

印刷・製本　モリモト印刷株式会社

ISBN978-4-86228-026-8 C1011

小社ロゴは、田中恭吉「ろうそく」（和歌山県立近代美術館所蔵）をもとに、菊地信義氏が作成

●青灯社の本●

「二重言語国家・日本」の歴史　石川九楊　定価2200円+税

脳は出会いで育つ
――「脳科学と教育」入門　小泉英明　定価2000円+税

高齢者の喪失体験と再生　竹中星郎　定価1600円+税

「うたかたの恋」の真実
――ハプスブルク皇太子心中事件　仲　晃　定価2000円+税

ナチと民族原理主義　クローディア・クーンズ　滝川義人　訳　定価3800円+税

9条がつくる脱アメリカ型国家
――財界リーダーの提言　品川正治　定価1500円+税

新・学歴社会がはじまる
――分断される子どもたち　尾木直樹　定価1800円+税

軍産複合体のアメリカ
――戦争をやめられない理由　宮田　律　定価1800円+税

北朝鮮「偉大な愛」の幻
（上・下）　ブラッドレー・マーティン　朝倉和子　訳　定価各2800円+税

ポスト・デモクラシー
――格差拡大の政策を生む政治構造　コリン・クラウチ　山口二郎　監修　近藤隆文　訳　定価1800円+税

ニーチェ
――すべてを思い切るために：力への意志　貫　成人　定価1000円+税

フーコー
――主体という夢：生の権力　貫　成人　定価1000円+税

カント
――わたしはなにを望みうるのか：批判哲学　貫　成人　定価1000円+税

ハイデガー
――すべてのものに贈られること：存在論　貫　成人　定価1000円+税

遺伝子には何ができないか　レニー・モス　長野　敬／赤松眞紀　訳　定価3800円+税

日本経済　見捨てられる私たち　山家悠紀夫　定価1400円+税

日本人はどこまでバカになるのか――「PISA型学力」低下　尾木直樹　定価1500円+税

万葉集百歌　古橋信孝／森　朝男　定価1800円+税

米国はいかにして世界経済を支配したか　萩原伸次郎　定価2000円+税

「よい子」が人を殺す――なぜ「家庭内殺人」「無差別殺人」が続発するのか　尾木直樹　定価1800円+税